常見**皮膚病**
治療與中醫調養

黃霏莉 著

U0132626

商務印書館

常見皮膚病治療與中醫調養

作　　者：黃霏莉

責任編輯：蔡枳音

封面設計：楊愛文

出　　版：商務印書館 (香港) 有限公司

　　　　　香港筲箕灣耀興道 3 號東滙廣場 8 樓

　　　　　http://www.commercialpress.com.hk

發　　行：香港聯合書刊物流有限公司

　　　　　香港新界大埔汀麗路 36 號中華商務印刷大廈 3 字樓

印　　刷：美雅印刷製本有限公司

　　　　　九龍觀塘榮業街 6 號海濱工業大廈 4 樓 A 室

版　　次：2019 年 1 月第 1 版第 2 次印刷

　　　　　© 2014 商務印書館 (香港) 有限公司

　　　　　ISBN 978 962 07 3428 1

　　　　　Printed in Hong Kong

基於每人體質、病情各異，讀者如有健康問題，宜諮詢相關
醫生的意見。本書作者已盡力提供最準確的資料，惟作者與
出版社不會為任何對本書內容的應用負上醫療責任。

謹將本書獻給
受皮膚病困擾的廣大患者和
為他們解除病痛的杏林人

序一

皮膚是人體的第一道屏障，外邪襲擊，首先侵犯皮膚，可引致多種皮膚病變；皮膚又是人體的一面鏡子，體內臟腑陰陽氣血失調，循經外發於皮膚，也可導致各種皮膚損害，故常見皮膚病的治療是一個重要的課題。隨着醫學的發展，一些新療法、新藥物不斷用於臨床，療效也不斷提高，但如何提高常見皮膚病的有效治療率及如何提高民眾的健康意識，注意皮膚調養，預防皮膚病的發生仍是每一位皮膚科醫生所面臨的問題。

皮膚病是中醫早就關注的一類病，在西元前 14 世紀，殷墟出土的甲骨文已記載有"疥"和"疕"等皮膚病名；中醫經典《黃帝內經‧素問》提及的皮膚病已有幾十種。此後的二千餘年，中醫皮膚病學的理論和實踐不斷發展。目前在中國內地，中醫皮膚科已經從中醫外科中分出來，成為中醫臨床的一門獨立的學科。

中醫防治皮膚病有獨特的優勢。其一，體現了中醫的整體觀，認為皮膚病不是表面的問題，而是全身失調的局部表現，所以對皮膚病不僅是皮膚病治皮，更重視皮膚病治內；其二，體現了中醫的辨證論治思維，認為在不同環境中，不同體質的人患皮膚病，或者同一個人的皮膚病在不同的階段，病機上是有區別的，所以對皮膚病的治療要因人、因時、因地制宜，不死守一法一方；其三，體現了中醫治療手段的多樣性，內治與外治結合，藥物和針灸治療結合，傳統方法和現代科技結合等，療效獨具，且簡便易行；其四，體現了中醫的"治未病"思想，用中醫的養生理論和方法，保護人體的藩籬牢不可破。

現代社會的緊張節奏和環境污染，使皮膚病的發生比以前更普遍。中醫對皮膚病強調未病先防，既病早治，所以人人都掌握一些皮膚病常識，對防治皮膚病不無裨益。黃霏莉老師曾為北京首都醫科大學中醫藥學院中醫美容教研室主任及副教授，2003年到港，目前在香港浸會大學中醫學院任首席講師，講授"中醫外科學"、"中西醫皮膚科學"和"中醫美容學"等課程，具有豐富的教學和臨床經驗。黃老師的這部新作《常見皮膚病治療與中醫調養》由香港商務印書館出版，她從成千的皮膚病中，選取了10個常見病、多發病，深入淺出地闡述，向大眾介紹了常見皮膚病發生的原因、治療方法和日常調攝注意事項，並介紹了有關皮膚的基本知識。她還專門以一章闡述了皮膚的中醫養生方法，黃老師深入研究中醫美容多年，相信這些內容也有益於大眾的皮膚美容。

中醫自古就有內、外、婦、兒、骨傷等分科，專科建設有利於中醫學術進步。香港回歸祖國以來，中醫藥事業有了極大的發展，學術水平不斷提高，學科在逐漸細分，目前將中醫大略分為全科、針灸科和骨傷科。黃老師寫的這本書，雖然是面向大眾的科普讀物，但內容翔實，並反映了近年最新的研究成就，相信對香港的全科中醫師深入了解皮膚病也有一定的幫助。衷心希望香港將來的中醫專科細分也具有自己的特色。

　　黃老師熱愛中醫事業，多年來潛心研究中醫皮科和中醫美容學，學風嚴謹，醫德高尚，一直致力推動中醫學術的發展，孜孜不倦努力推廣中醫理論和實踐知識。她的這本新作既有一定的學術水平，又具有實踐價值，值此書付梓之際，應黃老師之約，爰之為序。

佘靖教授

中國衛生部前副部長

國家中醫藥管理局前局長

2013 年 6 月於北京

序二

余與黃霏莉老師相識多年，曾共同編輯出版皮膚美容專著，深知她為人真誠，學業刻苦，常雞鳴燈影，手不釋卷，近知又有新著即將付梓，不勝欣然。

細閱後感到本書有以下幾個特點：

1. 選病貼切。所選 10 種皮膚病是臨床常見、多發病，且大多是中醫治療有優勢和特色的皮膚病。

2. 深入淺出。本書雖是科普讀物，但黃老師按照寫學術專著的要求精益求精，參考了大量科技文獻，將歷代精華和近年學術新動向濃縮成簡煉的文字呈交讀者，所寫內容言之有物、有理、有據，不失學術性，故對中醫皮科了解不多的全科或其他專科的中醫師，亦可將本書作為參考讀物。

3. 實用性強。書中介紹了大量中醫防治皮膚病的方法，包括方劑、藥物、針灸和按摩等，並針對香港市民的喜好，介紹了很多食療方和常見食物的功效。本書還介紹了有關皮膚的基本知識，皮膚的四季養生原則和方法，可供自我按摩選用的保健穴位等。

4. 圖文並茂。本書大部分章節都配備了圖片，使皮膚病症一目了然，有利於讀者加深對皮膚病的認識。

該書條分縷析，涇渭鮮明。初學者讀之，鮮望洋興嘆，深學者讀之，無遺珠之恨，可謂雅俗共賞、深入淺出之作，融科學性、趣味性、知識性、實用性為一爐，以饗讀者。

書稿既成，先睹為快，邀余作序，欣然從命。

李博鑑教授

中國中醫科學院

北京廣安門醫院皮膚科主任醫師

2013 年 6 月於北京

序三

　　我與黃霏莉老師相識已十載，我們共同親歷了香港浸會大學中醫藥學院臨床部的發展和壯大，我也見證了黃老師對中醫皮膚病學的探索歷程。

　　黃老師來港前是北京首都醫科大學中醫藥學院副教授，是中醫皮膚病學及中醫美容學專家。中醫美容學是一個比較新興的中醫學科，黃老師編著教材、專注臨床、並行科研，對中醫美容學貢獻良多。她於 2003 年加入浸會大學中醫藥學院，擔任"中醫外科學"、"中醫美容學"等課程的課堂教學和臨床帶教，繼續為中醫皮科和中醫美容的發展而努力，在她的帶領下，中醫藥學院臨床部已初步形成了中醫皮科專科梯隊，年輕中醫師開始成長。她目前是中醫藥學院首席講師，並擔任臨床部副主任。

　　香港是皮膚病高發地區，中醫藥治療皮膚病有其獨特的療效和優勢。黃老師潛心探索香港地區皮膚病的特點，尋求古訓，挖掘新知，並不斷總結臨床經驗，治癒皮膚病人無數。她博覽羣書，沙裏淘金，結合自己 30 年的臨床經驗和心得體會，寫成了《常見皮膚病治療與中醫調養》這本新書。該書精選了 10 種香港地區的常見皮膚病，從疾病發生的原因到中西醫治療方法以及注意事項，尤其是中醫調養方面進行了清晰闡述，並夾敍了她的個人體會。黃老師在書中向大眾介紹了皮膚醫學知識，傳遞了中醫臨床思維，開出了皮膚養生處方。內容既有學術性，又注重了通俗性、實用性。

　　毫無疑問，此書是香港眾多皮膚病患者的福音。相信此書不僅可以幫助患者學習和了解一些皮膚病治療的基本知識，而且還可從中學到中醫的"未病先防，既病防變，病後防復"的預防思想，熟悉相關中醫的調養方法。此書也可作為年輕中醫師的臨床參考書。

　　故此，我非常願意推薦本書並樂於為之作序。我也十分感謝黃老師對香港浸會大學中醫藥學院以及對中醫皮膚專科發展的貢獻。

卞兆祥講座教授

香港浸會大學協理副校長
中醫藥學院臨床部主任
2013 年 6 月於香港

自序

時光冉冉，不覺間我來香港已經 10 年。回想當年從北京到香港，是打算完成兩年委派任務後便打道回府的，沒想卻一年年延留下來至今，其中主要原因是我感到自己留在這裏能更有所為。內地的中醫各專科人才濟濟，但不是人人有緣能來到香港。既然我有緣得到香港，理應在這裏為香港中醫和中醫皮科、中醫美容科的發展盡自己的綿薄之力。

10 年間，我一直在香港浸會大學中醫藥學院臨床部工作，擔任學院中醫外科學、中醫美容學的授課任務，也講授中西醫皮膚科學，並在學院診所出門診，帶教中醫學生及為香港市民的健康服務。在臨床診療中，我感到香港民眾對中醫的認受程度在逐漸提升，但大部分人對中醫治病的原理還欠缺認識，對各種皮膚病發生的原因、預防和調攝也知之甚少，我需要向患者進行解釋，但囿於門診時間有限，常不能滿足他們更多的要求。恰逢商務印書館向我預約關於皮膚病的書稿，心想這本書能代替我的口述，幫助廣大患者掌握更多關於皮膚病的知識，便欣然應之。

我選擇了 10 個香港地區的常見多發皮膚病，從中西醫的病因病理、治療方法到注意事項進行了闡述。在寫作中，我感到患者就坐在我對面，我將中醫對皮膚病的認識向他們娓娓道來，我看到他們若有所思，相信他們會更自覺地與我配合，為徹底治好自己的病而努力。在診療過程中，患者和醫生的配合是取得療效的重要因素。如果患者明白了疾病發生的原因和中醫治病的原理，他們會更主動配合醫師，取得更好更快更徹底的療效。醫生的天職是為患者最大限度地解除病痛，有責任讓患者知其然，並知其所以然。

香港因民眾的生活習慣及醫療管理制度與內地不同，故皮膚病的表現和治療方法也有區別。為探索香港地區皮膚病的特點和挖掘純中醫的治療方法，我利用業餘時間博覽羣書眾刊，探古思今，點滴心得都記錄在案，集腋成裘，這些心得大部分都放進了我每年要更新的課堂教授的講義中。《常見皮膚病治療與中醫調養》這本書，即以我的講義為藍本，並再次參考了近兩年學術期刊的數百篇文章和十幾本書籍，以使書中的內容更全面、準確和先進。當今的網絡世界之大，使人要想得到任何知識都可動手指即來，資訊爆炸，讓人目不暇接。但海量的資訊泥沙混雜，良莠不齊，真假難辨，使得資訊過多反而等於無。為保證本書內容的正確性、學術性，我搜集資料的來源都是科技期刊和科技書籍，只有極少數網絡文獻，並且所有的內容都根據我自己的學術根底去判別真偽，力求將最可靠的資訊提供給廣大讀者，免除讀者到互聯網海選資料，卻茫然無知。

除現代科技資訊外，古代文獻也是我書中論述的依據，這是我多年來的積累。從中醫文獻看，很多皮膚病都有悠久的歷史，有的可以追溯到兩千多年前，故中醫對這些皮膚病積累了幾千年的經驗，治療方法多，而且行之有效。有些臨床有效的治療方法，目前還無法用現代理論去解釋其原理，只能今後繼續探究。我在書中引用了很多古人的論述，目的是讓讀者去領會古人的思維，並通過自己的實踐去體會古法古方的有效性。

書中穿插了我和其他中醫皮科專家的臨床醫案，希望讀者能從活生生的醫案分析中，體會中醫治病的思維方法，並印證書中的理論知識。皮膚病最講究未病預防和既病調攝，這屬於中醫養生的範疇，故我又在書中介紹了皮膚病的整體預防調攝策略、皮膚的四季養生原則及方法，介紹了一些食物和藥膳治療皮膚病的功效和製作方法、可供自我按摩選用的穴位和刺激方法等。在書的開篇部分，介紹了皮膚的基本知識，利於讀者學習後面的內容；在各章節中穿插了一些延伸的內容，以助讀者掌握更多與皮膚病相關的知識。

本書在即將付梓之前，喜得中國衛生部前副部長、國家中醫藥管理局前局長佘靖教授、中國中醫科學院北京廣安門醫院皮膚科主任醫師李博鑑教授及香港浸會大學協理副校長、中醫藥學院臨床部主任卞兆祥講座教授為本書作序。佘靖教授一直關心香港中醫的發展，她在序言中還衷心祝願香港中醫的專科發展有自身的特色。李博鑑教授是著名中醫皮科專家，中醫經典全數在心中，古人論述信手拈來，古方新用妙不可言，為中醫皮科的繼往開來作出了巨大貢獻。卞兆祥教授長期從事中醫藥的基礎和臨床研究，是中醫藥、中藥藥理、內臟痛及新藥研製專家，他為香港中醫的發展全力拼搏，最早提出香港中醫必須向專科發展，並領導浸會大學中醫藥學院臨床部往專科發展的方向邁進。三位教授在我事業發展的過程中，都給予我莫大的支持和幫助，我終生銘記，這次新書寫成又獲他們先閱並為之作序，再次感恩。

我還要感謝商務印書館的張宇程先生和蔡柷音小姐，是他們的熱情相邀萌發了我寫本書的願望。我也要感謝廣大患者，他們信任我，將自己的健康問題交由我處理，我才得以有實踐醫術的機會，也才能獲取各種治療心得與大家分享。

限於書本的篇幅，我只能介紹 10 種常見皮膚病和部分體會，且書中內容限於個人的理解，在百花齊放、百家爭鳴的學術環境下，必有不同的意見。歡迎讀者通過電郵與本人討論相關問題，聯繫地址為：hktcmhfl@163.com

黃霏莉

2013 年 6 月於香港

目錄

序一　佘靖..II

序二　李博鑑..V

序三　卞兆祥..VII

自序..IX

第一部　認識我們的皮膚

一、正常皮膚的組織結構...............**002**

- 表皮有何作用？............................003

- 真皮決定皮膚的彈性和潤澤程度.............005

- 皮下組織與肥胖的關係....................007

- 皮膚附屬器是甚麼？......................007

二、皮膚的生理功能...................**011**

- 皮膚是人體的衛士........................011

- 人體的恆溫靠皮膚調節....................013

- 皮膚的呼吸..............................013

三、中醫對皮膚的認識.................**016**

- 腠理與皮膚..............................016

- 臟腑與皮膚..............................018

- 十二經脈與十二皮部......................020

四、常見的皮膚病體徵...............022

- 斑疹撫之不礙手...............022
- 丘疹凸出於皮面...............023
- 水皰內含漿液...............023
- 膿皰黃白含膿...............024
- 風團來去如風...............024
- 結節有大有小...............024
- 囊腫如囊似袋...............025
- 鱗屑是表皮脫落...............025
- 糜爛沒有表皮...............025
- 痂有保護作用...............025
- 苔蘚樣變如牛皮...............026
- 瘢痕不能復原...............026

五、醫生如何根據皮疹斷症...............027

第二部　常見皮膚病的診斷與治療

一、痤瘡（暗瘡）...............033

二、玫瑰痤瘡...............057

三、濕疹...............071

四、蕁麻疹...............093

五、銀屑病（牛皮癬）.....................**105**

六、白癜風（白蝕）.....................**138**

七、黃褐斑.....................**156**

八、斑禿.....................**177**

九、手足癬.....................**193**

十、疣.....................**209**

第三部　皮膚病的預防調攝與皮膚保養

一、皮膚病的預防調攝.....................**222**

- "正氣存內，邪不可干".....................222

- "虛邪賊風，避之有時".....................223

- "恬淡虛無，真氣從之，精神內守，
  病安從來？".....................225

- 飲食與皮膚.....................226

- 睡眠與皮膚.....................233

二、皮膚的四季養生.....................**239**

- 春生.....................239

- 夏長.....................244

- 秋收.....................251

- 冬藏.....................258

三、皮膚的食膳養生 **265**

- 利於皮膚和頭髮的食物 265
- 利於皮膚和頭髮的藥膳 286

四、皮膚的經絡養生 **295**

- 最有用的穴位 296
- 如何刺激經絡和穴位 304
- 耳穴的妙用 311
- 足穴的妙用 316

附錄　常見皮膚病圖錄 **319**

參考文獻 **323**

第一部

認識我們的皮膚

一、正常皮膚的組織結構

皮膚是人體最大的器官。

人們常説"五官"，這五官是哪五官呢？眼、耳、口、鼻四官是不容置疑的，但第五官是誰呢？《辭海》對五官的解釋是眼、耳、口、鼻、心。但這種解釋中的"心"，顯然與前四官不倫不類。筆者認為第五官可以理解為"皮"。五官又稱為"天官"，指各感性器官言，在中國古代哲學中有"天官接物"之説，《荀子・天論》對天官的定義為"耳目口鼻形，能各有接而不相能也，夫是之謂天官。"説的是五官感受外物各有所能，耳辨聲，目辨色，鼻辨臭，口辨味，形辨寒熱痛癢，而"形"的感覺正是皮膚所具有的，所以我們可以説皮膚是人體的第五個器官，而一個成年人的皮膚展開面積可達兩平方米左右，故此我們可以説皮膚是人體最大的器官。這個器官與我們的健康有莫大的關係，讓我們來深入認識一下它吧！

借助顯微鏡，我們可以看到厚度只有約 0.5~4 毫米的皮膚，由表皮、真皮和皮下組織三部分構成。

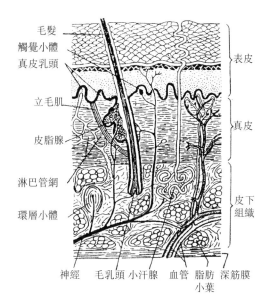

毛髮
觸覺小體
真皮乳頭

立毛肌

皮脂腺

淋巴管網

環層小體

表皮

真皮

皮下
組織

神經　　毛乳頭　小汗腺　　血管　脂肪　深筋膜
　　　　　　　　　　　　　　　　小葉

皮膚的組織結構圖

表皮有何作用？

　　表皮僅厚 0.1 毫米左右，主要由角質形成細胞組成，一般分為四層，從裏向外為基底層、棘細胞層、顆粒層及角質層。

　　1. **基底層**：又叫生發層，是表皮最下的一層細胞，呈柱狀，可不斷分裂產生新的表皮細胞。基底層細胞分裂產生的新細胞向外移行，形成表皮其他各層細胞，最後角化脫落，周期約 28 天。

正常皮膚須維持其適合的增生和脫落比例，使新生細胞與脫落的角質層細胞保持平衡，從而保持其生理需要的厚度，如過度增生則形成胼胝（俗稱繭），過度脫落則形成鱗屑。基底層的角質形成細胞之間還分佈有黑色素細胞製造黑色素，黑色素的多少決定皮膚的顏色。黑色素可以遮擋紫外線，免除紫外線進入人體，通過光化學反應破壞內部組織。

2. 棘細胞層：由 4~10 層多角形細胞組成。棘細胞中有豐富的細胞器，可以進行重要的代謝活動和消化表皮細胞損傷後的細胞碎片及皮膚黑色素顆粒等。棘細胞因有很多棘狀突起而得名，這些突起物使棘細胞能手牽手，緊密相連。皮膚若發生病變，棘刺可能消失，而使棘細胞分離，可出現水皰。棘細胞層分佈有一些郎格罕細胞，這是一種與人體免疫力有關的細胞。

3. 顆粒層：為 3~5 層梭形細胞，可合成角質蛋白，特徵是細胞中含有較多透明角質顆粒，因而得名。顆粒層細胞間隙中充滿拒水性磷脂質，成為一個防水屏障，防止棘層細胞間隙內的組織液外滲，作為一個防水屏障，也可阻止水分從體外滲入。

4. 角質層：在皮膚的最外層，由幾層到十幾層扁平角質細胞組成，胞質中充滿角質蛋白，故比較堅韌，對物理性、化學性刺激有一定的耐受性。角質層曾被認為是無用的已死亡的細胞，然而近年的研究卻發現，角質細胞及其細胞外成分彼此緊密嵌合，形成了特殊的磚牆結構，為皮膚提供屏障功能，可以防止皮膚內的水分和電解質丟失，讓人可以在乾燥的環境中生存。同時還提供了一個抗微生物屏障，在鼓勵正常菌羣繁殖的同時，抑制致病微生物的生長。所以不要做過多剝脫性的美容護理（例如聲稱可祛斑和嫩膚的有剝脫表皮之效的果酸護理），這樣會減少角質層，破壞屏障。現已發現，多種皮膚疾患與異常的皮膚屏障功能有關，如異位性皮炎、魚鱗病、銀屑病以及面部皮炎。

真皮決定皮膚的彈性和潤澤程度

真皮主要由膠原纖維、彈力纖維、網狀纖維、基質和細胞組成。真皮中還有神經、血管、淋巴管、肌肉及皮膚的附屬器等組織。

1. **膠原纖維**：是真皮組織的主要成分，佔皮膚乾重的90%。膠原纖維能抗拉，使皮膚具有韌性和一定的張力。膠原纖維由膠原蛋白組成，而後者有保存大量水分的能力。隨着衰老的發生，膠原蛋白呈現不溶解狀態，使它保存水分的能力下降，而且纖維的長度會縮短和機械張力下降，使皮膚鬆弛，出現皺紋。網狀纖維是一種未成熟的膠原纖維，因互相交織成網而得名。

2. **彈性纖維**：佔皮膚乾重的 2%。彈性纖維埋在膠原纖維之間，共同構成了真皮中的彈性網絡，決定了皮膚的彈性和機械張力。彈性纖維由彈性蛋白和微纖維組成。在皮膚衰老的過程中，彈性蛋白含量減少，真皮深處的彈性纖維變粗，並形成螺旋狀，其正常功能喪失，使皮膚失去彈性，易出現皺紋。

以上各種纖維在真皮還有一種支撐和襯墊作用，使皮膚看起來豐滿光滑，皮膚衰老時這些纖維減少，皮膚失去支撐和襯墊，會加速皺紋的發生。

3. 基質：纖維都浸在基質中。基質無一定形狀，主要化學成分為蛋白多糖，有透明質酸、硫酸軟骨素等。基質以透明質酸為骨架，形成具有許多微孔隙的立體構型，像一塊分子海綿，吸收和鎖住大量的水分，使皮膚滋潤。基質還可襯墊皮膚，當它們的含量減少時，會使皮膚保水能力和支撐能力下降，含水量明顯降低，也不能撐起皮膚，從而出現長久性或永久性皺紋。蛋白多糖可增強傷口癒合的牢固性，衰老和類固醇藥物氫化考的松可使真皮基質中的透明質酸和硫酸軟骨素減少，故可妨礙創傷癒合和使皮膚出現萎縮紋。

4. 細胞：基質中還浸有成纖維細胞、吞噬細胞、肥大細胞及少量黑素細胞。成纖維細胞產生纖維和基質，也稱為纖維母細胞。所以促進成纖維細胞的活化可以預防衰老，減少皺紋。

而真皮分為乳頭層和網狀層兩層：

1. 乳頭層：為真皮與表皮相鄰的部位，其內有豐富的毛細血管和毛細淋巴管，有游離神經末梢和觸覺小體，皮膚中豐富的神經纖維網可以將各種刺激引起的神經衝動傳到大腦皮層而產生感覺，可以感受溫度、觸、壓、痛、癢和一些複合感覺如乾濕、光滑粗糙、軟硬等。神經纖維網使皮膚具有感覺而成為天官之一。

2. **網狀層**：乳頭層下是網狀層，含有較大血管、淋巴管和神經、肌肉、皮膚附屬器等，其內的膠原纖維呈較粗大的束狀，呈水平方向排列。

皮下組織與肥胖的關係

皮下組織又稱皮下脂肪層，是人體最大的脂肪倉庫，人體脂肪主要儲存在此處。皮下脂肪多對皮膚有支撐作用，會使皮膚顯得飽滿、年輕些，但若大量堆積，即形成肥胖症。人老時皮下脂肪會減少，但腰周、下腹部、下巴卻反而有脂肪沉積而形成老年性體型和面型。

皮下組織內含有汗腺、毛根、血管、淋巴管及神經等。

皮膚附屬器是甚麼？

皮膚附屬器指依附於皮膚的毛髮、皮脂腺、大小汗腺和指（趾）甲。

1. **毛髮**：毛髮長在毛囊內，毛囊是由表皮向真皮內凹陷形成的管腔，其上方連接着皮脂腺，中部有一束立毛肌，寒冷時會自律收縮，形成雞皮疙瘩。毛髮根部有毛母細胞和色素細胞，毛細血管和神經纖維伸入到毛根部提供養分，調節毛髮的生長，所以血液供應減少或神經調節出問題可導致毛髮生長不良。毛髮的最外層是毛表皮，有保護毛髮內的毛皮質的作用，並賦予毛髮光澤。毛表皮很脆，對摩擦的抵抗力弱，洗頭髮時粗暴地揉搓和過度梳理，以及燙髮、吹熱風、紫外線等的影響，可使頭髮表皮剝脫，失去光澤並分叉，甚至斷髮。

2. **皮脂腺**：皮脂腺分泌皮脂，在皮膚中分佈廣泛，以頭、面、胸背上部等處較多。皮脂腺開口於毛囊上部，在立毛肌和毛囊的夾角之間，立毛肌收縮可促進皮脂的排出，有滋潤毛髮的作用。排出的皮脂可與表皮的脂質混合，形成表皮脂質，它具有以下功能：讓角質層有一定的濕度和柔軟性；防止外部有害物質和細菌的侵入；防止體內水分等物質的流失。皮脂的分泌自青春期後到壯年期較旺盛，至老年則漸減少。雄激素、大量腎上腺皮質類固醇可促使皮脂腺增大及分泌增加；雌激素可抑制皮脂腺的功能。環境溫度越高，皮脂黏稠度越低，越易自毛囊口排出。皮脂中寄生的某些細菌可將皮脂分解出游離脂肪酸，若排泄不暢則可刺激毛囊及周圍組織，引起炎症。皮脂腺分泌旺盛是引起痤瘡和脂溢性皮炎的重要原因之一。

3. **小汗腺**：小汗腺遍佈全身，分泌汗液。其分泌部盤曲成絲球狀，多位於真皮和皮下組織交界處附近，汗管開口於皮膚表面。汗有不顯性和顯性兩種。30℃以下只有少數小汗腺分泌和排泄，人無出汗感覺，稱為不顯性出汗。溫度高於30℃時，排汗的小汗腺增多，排汗明顯，可以看到汗液和感到身體濕潤，稱為顯性出汗。正常情況下汗液為酸性（pH4.5~5），大量排汗時可呈鹼性（pH7）。汗液的 99%~99.5% 為水分，另含有氯化鈉等，故大量排汗時要補充鈉。汗液的酸性可以抑制一些細菌的生長。汗液與皮脂混合，形成乳狀皮脂膜，可保護皮膚，使皮膚水分不易蒸發而使角質層含水量增加，可使皮膚滋潤。但大量排汗有可能傷害皮膚，角質層吸收水分過多而膨脹，汗孔變窄，排汗困難，為痱子發生的原因之一；角質層水分多，皮膚的吸收作用會加強，皮膚容易發生過敏反應；汗液呈鹼性破壞皮膚的酸性，容易繁殖細菌而造成感染。

4. 大汗腺：大汗腺是較大管狀腺，主要分佈於腋窩、乳暈、肛門、臍窩、外生殖器等處，其導管開口多位於毛囊皮脂腺開口之上。大汗腺所排泄的分泌物為乳狀液，除水分外還有脂肪酸、脂肪等，有些人還會分泌一些色素性物質，呈黃、綠、紅、黑等，其分泌物經細菌分解後產生有臭味的揮發性物質，可導致"體氣"這一類病，常見的有狐臭。大汗腺的分泌受性激素的影響和控制，因其在青春期和女性月經期分泌較旺盛，故在此期間一般臭味較為嚴重。大汗腺分泌物在動物中有性吸引及標記其活動範圍的作用，於現代人類卻已無生理作用，故嚴重腋臭患者，可考慮切除大汗腺。

5. 指（趾）甲：分為甲板和甲根兩部分。甲根之下的上皮生發細胞為甲母，甲根的弧形淡色區稱甲半月，甲半月的形成是因為甲母最前部細胞的細胞核有反光作用，而且甲母部表皮層較厚。甲板之下為甲床。疾病、營養狀況、環境及生活習慣的改變可影響甲的生理，使當時所產生的甲發生凹溝或不平。指甲可以反映人的年齡，老化的指甲會有豎的細條紋，會變乾燥，失去光澤。頻繁使用指甲油和卸指甲油劑引起的甲脫水脫脂，或肥皂、洗滌劑等引起的脫脂，可損傷指（趾）甲。

二、皮膚的生理功能

皮膚是人體的衛士

皮膚對於各種外來傷害都有防範作用。

1. **防機械性刺激**：角質層柔韌緻密；真皮層膠原纖維和彈力纖維使皮膚有抗拉性和彈性；皮下脂肪有軟墊作用。這些結構可減輕外界衝擊對體內組織的傷害。

2. **防物理性傷害**：角質層的脂質膜能防止皮膚水分過度蒸發，並阻止外界水分進入皮膚。乾燥皮膚電阻較大，導電性低，若皮膚潮濕時電阻減小，則易受電擊。角質層可反射光線和吸收波長較短的紫外線，棘細胞層和基底層細胞以及黑素細胞可以吸收較長波長的紫外線，黑素顆粒可以反射和遮擋光線，日光可促進黑素細胞產生黑色素，故皮膚可避免紫外線進入體內導致損傷。

3. **防化學性傷害**：角質層細胞排列緊密，又有拒水性磷脂質層，故水分和一些化學物質不容易透過角質層，但只要能透過角質層就會較快穿透表皮。這種抵抗作用可以保護人體，但成為從皮膚給藥或營養物質的障礙。皮膚表面為弱酸性（pH5.5~7.0），可中和弱鹼。但以上的防護作用並不是絕對的，當角質層含水量增多時，滲透作用會增強，當用鹼性洗滌劑時，皮膚的弱酸性降低，在這種情況下皮膚對化學性傷害的防護會降低。

4. 防禦微生物的傷害：皮膚的弱酸性不利於細菌的生長。此外，真皮基質形成具有許多微孔隙的分子篩立體構型，小於空隙的物質如水、電解質、營養物質和代謝產物可以自由通過，進行物質交換，大於孔隙的大分子物質如細菌則不能通過，被限制在局部，有利於吞噬細胞吞噬和消滅它們。

5. 皮膚的感覺功能具防範作用：皮膚可以感受溫度、觸感、壓感、痛感，這些實際是一種保護作用，使我們能趨利避害。若皮膚的感覺作用降低和喪失，身體可能會遭受傷害。如老人皮膚感覺降低，做灸療和其他一些溫熱性治療時便要小心燙傷皮膚。

6. 角質形成細胞參與局部免疫反應：近年研究發現，表皮角質形成細胞通過分泌多種細胞因子而參與局部免疫反應，既是細胞因子的重要生產細胞，又是多種細胞因子作用的重要靶細胞。角質形成細胞借助於細胞因子的表達激發表皮的免疫反應，對很多皮膚病的發生具有重要意義。

人體的恆溫靠皮膚調節

當外界或身體溫度升高時，皮膚的溫度感受器會產生神經衝動，傳到大腦的溫度調節中樞，然後通過交感神經中樞，調節皮膚血管的收縮和擴張，改變皮膚的血流量和熱量的擴散，以調節體溫。當外界氣溫升高時，交感神經功能降低，皮膚毛細血管擴張，皮膚血流量增多，散熱加速，使體溫不致過度升高；外界溫度降低時，交感神經功能加強，皮膚的小動脈收縮，皮膚血流量減少，減少熱量丟失，防止體溫過度降低。此外，汗液蒸發也可帶走較多熱量，故也可調節體溫。天熱出汗多，天冷出汗少，都是機體的保護性反應。香港夏天空氣濕度高，非常悶熱，就是因為濕度高使汗液的蒸發遲緩，不利散熱。有些先天性汗腺缺乏的人，排汗較少，夏季常會體溫升得較高。

皮膚的呼吸

狹義的皮膚呼吸指皮膚有着如肺般的呼吸作用，能排泄小量氣體，成人每天由皮膚排出約四公升二氧化碳；皮膚還能吸收微量氣體，包括氧在內。此部分主要闡述廣義的皮膚呼吸，即皮膚的吸收和排泄作用。皮膚的排泄作用主要指皮脂、汗液的排泄，可參見前述內容。皮膚的吸收作用則指皮膚吸收外界物質如藥物的能力。

皮膚有屏障作用，但它不是絕對無通透性的。它對藥物等物質的吸收途徑主要是角質層的細胞膜。另外，少量脂溶性和水溶性物質或一些大分子可以通過毛囊下部和汗管而被吸收。少量離子如汞、鉀、鈉可通過角質層細胞間隙進入皮膚。以下有四項影響皮膚吸收的因素。

1. 角質層厚薄：身體不同部位的角質層厚薄不一樣，吸收程度也就不一樣。角質層越薄吸收作用越強。嬰兒角質層較薄，吸收較成人強，故外用藥時更要注意皮膚給藥的副作用。另外，某些皮膚病如皮炎、濕疹會損害皮膚角質層，破壞其屏障功能，吸收力也會因而增強。

2. 角質層含水量：含水量多則吸收力好，含水量少則吸收力差。故封包治療（即包裹、密封患病部位皮膚）可增加角質層含水量，而使藥物的吸收力較好。美容面膜起到如封包的作用，使面膜中的養分容易被皮膚吸收。

3. 物質的化學性質：水溶性物質如維他命 C 及 B、葡萄糖等不易被吸收，因角質層有疏水性磷脂質。電解質較難被吸收。脂類及脂溶性物質如動物脂肪、維他命 A、D、K 和皮質類固醇激素可通過毛囊皮脂腺被吸收，植物油次之，礦物油較難吸收。氣體、揮發性芳香物質較易被皮膚吸收。此外化學物質的濃度、接觸皮膚時間的長短，對吸收程度都有影響。

4. 藥物的劑型：對吸收有顯著影響。粉劑、水溶液很難被吸收；霜劑中藥物可少量吸收；軟膏和硬膏能阻止水分的蒸發，使角質層含水量增多，可促進藥物的吸收。有機溶媒如乙醚、苯、二甲基亞碸、氮酮可促進吸收，稱為促透劑。

三、中醫對皮膚的認識

腠理與皮膚

在中醫文獻中，對皮膚的組織結構和功能論述較少，有關的論述集中在"腠理"和"汗孔"。"腠理"這個名詞源於《黃帝內經》，書中多處有提及，如〈素問·皮部論〉："是故百病之始生也，必先於皮毛。邪中之則腠理開，開則入客於絡脈，留而不去……傳入於府。"〈素問·陰陽應象大論〉提及："清陽發腠理"。後世醫家對該名詞有多種解釋，目前一般傾向於指皮膚、肌肉和臟腑的紋理；肌腠則專指肌肉的紋理；皮腠則指皮膚和肌肉的交接處。

中醫認為腠理是滲泄液體，流通和聚集元氣的場所，有防禦外邪侵襲的功能。人體的"氣"中，有一種對人體有保護作用的"衛氣"，腠理和衛氣在生理、病理上有着密切的關係，如〈靈樞·本臟〉所說："衛氣者，所以溫分肉，充皮膚，肥腠理，司開合者也。"衛氣有溫潤、充養腠理、控制腠理開合的作用，若衛氣平和，則腠理緻密，開合有度，能抗禦外邪的侵襲；若衛氣不足，則腠理疏鬆，外邪得以隨時侵入。

　　腠理的疏密影響着汗孔的開合和汗液的排泄。在正常情況下，衛氣充盈於腠理之中，調節腠理的疏密開合，若腠理緊密則汗孔多閉，故體表無汗；若腠理疏鬆則汗孔多開，故體表有汗。所以，腠理的疏密直接影響到汗液的多少，從而調節人體的津液代謝和體溫的高低。汗與皮膚病有密切關係，如手足多汗症就是汗出異常的皮膚病。此外，汗多時可誘發某些皮膚病如汗斑、痱子，或刺激皮膚使某些皮膚病瘙癢加重，如濕疹、神經性皮炎。汗少甚至不出汗，則不能助身體散熱，且一些平素通過汗液排泄的代謝廢物不能排出體外，會加重某些皮膚病，如異位性皮炎患者，因不出汗而皮膚紅熱、瘙癢和不適感加重。《黃帝內經》的〈靈樞・決氣〉說："津脫者，腠理開，汗大泄"；〈素問・舉痛論〉說："寒則腠理閉……炅則腠理開，榮衛通，汗大泄，故氣泄。"說的是若腠理大開，汗液大泄，可致傷津脫液，隨之可氣脫，實際是一種休克狀態，這已經不是單純的皮膚病了。正因為腠理與汗的排泄有關，有時又被視為汗孔。汗孔又被稱為汗空、玄府、元府、氣門、鬼門。

臟腑與皮膚

　　中醫更多將皮膚視為"內臟之鏡"，認為皮膚的狀況反映了體內臟腑氣血陰陽的盛衰。任何疾病的發生，除外感病的初期，都與臟腑功能紊亂和臟腑陰陽氣血失調有關。臟腑通過經絡與體表有密切的聯繫，故臟腑的病變可外發為皮膚病。由於五臟六腑的功能特點不同，故在其病變時，外發於皮膚的病變亦各不相同。中醫根據對皮膚病變的辯證，來審視體內臟腑是否有問題，如果有問題，則必要先調臟腑，再調皮膚，或臟腑皮膚同時調治。

　　1. 腎：腎為先天之本，是藏五臟六腑之精氣的場所，其華在髮，即腎精充足則頭髮黑亮光澤茂密。腎精不足，或腎之陰陽虛者，在皮科常表現為一些先天性、遺傳性疾病，或慢性病和頭髮的疾病，如異位性皮炎、雀斑、白癜風、紅斑狼瘡、脫髮、白髮等。中醫的腎與西醫的丘腦、垂體、腎上腺有密切關係，並與機體免疫功能有關。

　　2. 脾：脾為後天之本，脾主肌肉，主運化，其華在唇，在眼主眼瞼。如脾功能失常，易發生與肌肉有關的皮膚病如皮肌炎，也易發生口唇、口周及眼周的皮膚病，如唇炎、口角炎、口周皮炎、眼袋、黑眼圈等。"脾主運化"，概括了脾對飲食物的消化吸收，並將營養精華運送到全身和主持水液代謝的功能。若脾的運化功能失調，皮膚將失去水谷精華的榮養，膚質會變差，且抵抗力和修復力降低，容易出現皮膚病且不易痊癒。若水液代謝不能維持正常，則水濕將停滯於體內，泛於皮膚可發生水皰、糜爛、滲液等，引發濕疹等皮膚病；流於下可發生足部和小腿的水腫，使發生在下肢的皮膚病如瘀滯性皮炎和皮膚血管炎長期不癒；若水濕進一步蘊鬱化熱，可發生各種濕熱性皮膚病，如毛囊炎、脂溢性皮炎、痤瘡等。脾與西醫的肝、胃、腸以及腎上腺皮質和免疫功能都有關係。

3. **心**：心主血脈，心藏神，其華在面。心主血脈指心氣具有推動血液在脈管裏流動的功能，心氣不足可見面色蒼白無華；心血瘀阻可見面色晦暗、口唇青紫。若心不藏神會失眠，直接影響皮膚。《黃帝內經》説："諸痛癢瘡，皆屬於心。"若心神不安，瘙癢性皮膚病的瘙癢會更明顯。心與西醫的心血管系統和腦有關。

4. **肝**：肝主疏泄，肝藏血，開竅於目，其華在爪。肝主疏泄指的是肝有調節人體氣運行的功能，若肝失疏泄，則人體氣的運行會發生紊亂，意味着人體的各種功能失調，這個疏泄功能類似於西醫的神經系統對人體的調節。各種與神經系統有關的皮膚病如神經性皮炎，大多與肝失疏泄有關，肝失疏泄常由情志問題導致。肝血虛，則可見目澀，並可見爪甲軟薄，或甲面無光澤。

5. **肺**：肺主宣發，主皮毛。肺主宣發，一是宣發衛氣，衛氣顧名思義為保衛人體的氣，衛氣由脾胃所生，須經肺的宣發輸佈於肌膚皮毛，有溫煦皮膚、調節汗孔、抗禦外邪、促進代謝的作用，從而使皮膚能適應外界環境的變化。二是宣發津液，肺將脾所轉輸而來的津液和食物中的營養精華分佈散播到全身，外達於皮毛。若肺主宣發的功能失調，可使皮膚的抵抗力降低，易患各種感染性皮膚病，且皮膚和毛髮失養失潤而易乾燥。

十二經脈與十二皮部

中醫認為人體存在一個經絡系統。經絡遍佈全身，將人體的表裏、上下、臟腑、四肢等連為一個有機的整體，同時又是氣血運行的通道。經絡系統中的主要部分為十二條正經，稱為十二經脈，與其相關的還有十二經別、十二經筋和十二皮部等，其中十二皮部與皮膚的關係密切。

十二經脈包括手太陰肺經、手厥陰心包經、手少陰心經、手陽明大腸經、手少陽三焦經、手太陽小腸經、足陽明胃經、足少陽膽經、足太陽膀胱經、足太陰脾經、足厥陰肝經和足少陰腎經。十二經脈在人體各有自己的循行方向和部位。十二經脈在內連屬臟腑，在外則連屬十二皮部，所以十二皮部實際是十二經脈的皮膚分區。若內在的臟腑發生病變，通過十二皮部的傳導，病變會表現於皮膚。由於十二皮部的分區與十二經脈的體表投影一致，故根據皮疹發生的部位，可大致判斷是內在的哪一個臟腑出現了問題。有學者採用穴位皮內注射示蹤劑及顯像方法進行十二皮部的經絡循行的研究，發現皮部經絡的特點是運行軌跡較粗和向四周放射。

四、常見的皮膚病體徵

　　皮膚病體徵主要是指皮膚損害的形態，簡稱皮損，又叫皮疹。認識皮疹是學習皮膚病的基礎。皮疹有原發性的和繼發性的。原發性皮疹是皮膚病直接發生及初次出現的皮損，主要有斑疹、丘疹、水皰、膿皰、風團、結節、囊腫等七種；繼發性皮疹是原發性皮損經過搔抓、感染、治療處理和在損害修復過程中演變而成的皮損，主要有糜爛、鱗屑、痂、苔蘚樣變、瘢痕等五種。

斑疹撫之不礙手

　　斑疹為局限性皮膚顏色的改變，平攤於皮膚，不隆起，不凹下。根據顏色的不同，常見紅斑、紫斑、白斑、黑斑。紅斑多為毛細血管擴張或充血引起，中醫認為是血熱，常見於過敏性皮炎、脂溢性皮炎、接觸性皮炎、濕疹、丹毒等病。紫斑多因血管通透性增加，紅血球滲於皮下所致，中醫認為是血溢絡脈之外所致，可見於過敏性紫癜、老年性紫癜等。白斑為皮膚的黑色素消退所致，中醫多認為是氣血不調，可見於白癜風（參考圖 001，頁 319）、汗斑、白色糠疹等病。黑斑，又稱色素沉着，由皮膚中色素增加所致，呈褐色、暗褐色或黑褐色，常見於黃褐斑（參考圖 004，頁 319），中醫認為多為腎虛所致。

丘疹凸出於皮面

丘疹為高出皮面的實性丘形小粒，由表皮或真皮細胞增殖或真皮炎症細胞增多而形成，中醫認為多由風、濕、熱所致。從形狀看，丘疹頂部有尖的、圓形的、扁平的，或中間凹陷的；底部有圓形、多角形或不規則形。丘疹頂端扁平的稱為扁平丘疹；介於斑疹與丘疹之間，稍隆起的皮損稱為斑丘疹。從顏色上看，丘疹有紅色、紫色、黃色或白色之分。若多數丘疹互相融合可形成扁平隆起的片狀損害稱為斑塊。丘疹可見於大多數皮膚病。（參考圖 003 及 004，頁 319）

水皰內含漿液

水皰（參考圖 005，頁 319）為含有液體，而且凸出皮面的損害，為皮膚發生裂隙，漿液性炎性滲出物充滿其中而形成，中醫認為是濕聚肌膚所致。小者如針尖或米粒大的稱小水皰，直徑大於 0.5 厘米者稱大皰，水皰內含有血樣液體者稱血皰。水皰為淡黃色或白色，血皰為紅色或紫紅色。水皰可見於多種皮膚病，如帶狀皰疹、單純皰疹、水痘、天皰瘡等。

膿皰黃白含膿

膿皰（參考圖 006，頁 319）為內含有膿液的皰疹，其色呈渾濁或為黃白色，周圍常有紅暈，中醫認為多由濕熱或熱毒熾盛所致。膿皰有發自體內的無菌性膿皰，不會傳染，如膿皰性銀屑病；有外界毒邪浸淫即感染化膿性細菌所致的，有傳染性，如膿皰瘡。

風團來去如風

風團為皮膚上的局限性水腫隆起，是真皮淺層的暫時性急性水腫，中醫認為由風邪所致。風團邊界清楚，形態多種多樣：圓形、環形、不規則形或線條形，大小不一，數目多少不一，分散或連成大片，有白色與紅色之分。風團常驟然發生，迅速消退，發作時伴有劇癢，消退後不留痕跡。風團常見於蕁麻疹（參考圖007，頁 320）。

結節有大有小

結節為大小不一、邊界清楚、可觸及的實質性硬塊，多為圓形或橢圓形，黃豆至核桃大小不等，質較硬，由真皮或皮下組織炎症、代謝產物沉積或皮膚組織鈣化等引起，中醫認為多由痰氣血凝滯所致。結節可深在真皮或皮下組織，有的可凸出皮面。可見於結節性癢疹（參考圖 008，頁 320）、結節性紅斑、結節性痤瘡（參考圖 009，頁 320）等。

囊腫如囊似袋

囊腫（參考圖 010，頁 320）是位於真皮或皮下組織的囊樣損害，含有液體或黏稠分泌物，中醫認為多由痰瘀氣結所致。囊腫常呈圓形或橢圓形，可隆起或深在皮下，觸摸時有囊性感，如表皮囊腫和皮脂腺囊腫。

鱗屑是表皮脫落

鱗屑為表皮角質層脫落，為角質層細胞的形成加快或過早脫落，中醫認為多與燥邪有關。鱗屑的大小、厚薄、顏色不一。小的呈細碎狀，大的為數厘米或更大的片狀；有的薄，有的多層而厚；顏色有銀白色、灰白色、黃色等。可見於濕疹（參考圖 011，頁 320）、脂溢性皮炎、銀屑病等（參考圖 012，頁 320）。

糜爛沒有表皮

糜爛（參考圖 013，頁 320）為局限性的表皮缺損，由水皰、膿皰破裂或痂皮脫落後露出的紅色濕潤面，中醫認為多屬濕盛。如濕疹瘙癢抓後常可見糜爛。糜爛的損害較淺，癒合較快，且不留瘢痕。

痂有保護作用

痂為皮膚損害處的滲水、滲血或膿液，與脫落表皮及藥物等混合乾燥後形成的點或塊狀物（參考圖 014，頁 320）。中醫認為與濕熱、血熱等有關。痂可大可小，可厚可薄，柔軟或乾燥。痂對損傷的皮膚有保護作用，故傷口結痂時不要強行撕掉，要讓其自然脫落。

苔蘚樣變如牛皮

苔蘚樣變為皮膚增厚、粗糙、乾燥，皮紋加寬、增深，邊界清楚，多由經常搔抓和不斷摩擦使角質層及棘層增厚，以及真皮內膠原纖維改變所致，真皮有輕度慢性炎症。中醫認為多由血虛風燥或氣血瘀滯所致。苔蘚樣變為一些慢性瘙癢性皮膚病的主要表現，如神經性皮炎、慢性濕疹（參考圖 015，頁 321）。

瘢痕不能復原

瘢痕是肌膚潰瘍或皮膚缺損深達真皮或以下，肌膚在修復過程中所形成的新生組織，分增生性和萎縮性兩種。增生性瘢痕表現為隆起的暗紅色略硬斑塊，表面光滑，條索狀或形狀不規則，無正常皮膚的紋理，缺乏汗腺、皮脂腺和毛髮等皮膚附屬器（參考圖 016，頁 321），中醫認為是局部氣血凝滯不散所致。萎縮性瘢痕表皮變薄，光滑柔軟，呈白色，或局部血管擴張呈紅色，中醫認為是氣血不足所致。

五、醫生如何根據
皮疹斷症

　　皮膚病種類多達兩千多種，但皮膚局部症狀不外由一種或幾種皮疹所組成。各種皮膚病的皮疹表現都差不多，怎麼去區別是何種皮膚病呢？這需要皮科醫生通過仔細問病史、仔細檢查皮疹並結合皮膚外的症狀去確認，必要時會通過組織切片做病理檢查來確診。

　　1. 仔細看看：不同的皮膚病有不同的原發皮疹，如扁平疣表現為扁平丘疹，傳染性軟疣在扁平丘疹的基礎上還有中央凹陷。原發皮疹除形態外，還要觀察色澤、大小、數目、邊界、邊緣、散發或簇集、孤立或融合、發生的部位、分佈和排列情況等。如扁平苔蘇都表現為扁平丘疹，但為紫紅色，且有光澤；濕疹皮損的邊界不太清晰，接觸性皮炎的邊界清晰，玫瑰糠疹的邊緣呈鋸齒狀；水痘的水皰可散發，單純皰疹的水皰則簇集成團；雀斑的色素斑點孤立存在，永不融合，黃褐斑的色素斑點可融合成片；痤瘡易發生在頭面和胸背，玫瑰痤瘡易發生在面的中部；過敏性皮炎多對稱性分佈，感染性皮炎多單側分佈；帶狀皰疹沿皮神經排列，結節性血管炎沿血管排列等等。除皮疹形態外，還要注意皮疹的組合，如濕疹的皮疹常見多種損害並存，接觸性皮炎的皮損則較單一；痤瘡常同時見到針尖、針頭大的皮色丘疹和綠豆大紅色丘疹或膿皰，玫瑰痤瘡常同時見紅斑和紅色丘疹或膿皰等等。

2. 仔細摸摸：除眼觀皮疹外，還要結合用手觸摸皮疹，不同的皮膚病皮疹的觸感不同，如結節性癢疹堅硬；神經纖維瘤柔軟有空虛感，可壓入皮下；皮膚纖維瘤很硬；脂肪瘤中度硬；粉瘤可隨皮膚被推動；脂肪瘤則在皮下滑動等等。

3. 仔細問問：不同的皮膚病發病情況不同，如點滴狀銀屑病多先有咽喉炎；神經性皮炎的發作與精神因素有關；食物過敏性皮炎與飲食有關；日光性皮炎發生於日曬之後；痤瘡的膿皰發生之前先有紅色丘疹；毛囊炎則直接發生膿皰等等。所以皮科醫生須仔細詢問病史，了解病的初發和繼發情況。

4. 結合年齡：有些皮膚病有好發的年齡，如痤瘡好發於青年人；類天皰瘡好發於老年人；點滴狀白斑若發生在老年人身上可能為老年性白斑，若發生在年輕人身上則可能為白癜風的初期。

5. 中醫辨證：中醫皮科既要辨病，還要辨證，更需要仔細檢查和詢問全身其他情況，如飲食、大小便、睡眠、女性月經周期，有無咽喉痛，有無胃痛，有無疲乏等。常有患者疑惑地強調："我是來看皮膚病的。"我則回答他們："我需要從你的全身情況來診斷皮膚病。"如皮疹色紅為有熱，色淡白為有寒；急性發作或現有感冒多為外邪侵襲，慢性發作沒有明顯先兆多為內虛漸致；

食慾不振、胃痛、疲乏，常為脾胃不和；夜尿頻數、腰痛常為腎虛；月經紊亂常為沖任失調等等。

總之，皮膚病的斷症首先要辨認皮疹，然後結合身體其他情況才能明確診斷。發現皮膚有問題，最好儘快看皮科醫生，早診斷早治療，才不至於小疾釀大病。

常見皮膚病的診斷與治療

皮膚病是發生於人體皮膚、黏膜和皮膚附屬器的疾病。附屬器包括毛髮、毛囊、皮脂腺、汗腺和指（趾）甲。

皮膚病的種類很多，目前已知有兩千多種。皮膚病危及人生命的例子並不多，但對人的外貌卻影響很大，嚴重影響人的心理健康。此外，皮膚病獨有的症狀如瘙癢、糜爛流水等，也會給人帶來很大的痛苦。本書僅介紹 10 種香港最常見的皮膚病。

一、痤瘡（暗瘡）

痤瘡（Acne），俗稱暗瘡、青春痘，是一種以毛囊、皮脂腺為中心的慢性炎症性皮膚病。該病多發生於青年男女的面上，是臨床最常見的損容性疾病。

該病的中醫規範名稱為粉刺。這是一種歷史悠久的皮膚病，西醫在 700 年前就有關於該病的記載，而中醫最早論述痤瘡的文獻則可追溯到二千多年前。中醫典籍〈素問‧生氣通天論篇〉記載：“汗出見濕……勞汗當風，寒薄為皶，鬱乃痤。”闡述了痤瘡發生的原因，現存最早的方書《五十二病方》則載有治療痤瘡的方劑。在歷代中醫古文獻中，痤瘡一病還具有多種名稱，如酒刺、粉滓、嗣面、面粉皶、面皶皰、面皰、肺風瘡、穀嘴瘡等，唯獨沒有“痤瘡”這個複合名詞，它是中國的西醫前輩，巧妙地借用和組合了中醫的詞彙“痤”和“瘡”，而創造出一個與英文 acne 對應的病名。在中醫古文獻中，“痤”為“小癤也”，而“瘡”一般指的是出現在皮膚的疾病，所以將 acne 翻譯成“痤瘡”，非常貼切。

痤瘡皮損有何表現？

在面部、上胸、肩、背等部位出現丘疹、丘膿皰疹、結節、膿腫、囊腫、瘢痕。初起往往為以毛囊為中心的白頭粉刺和黑頭粉刺。白頭粉刺即俗稱的"酒米"，為稍突起的皮色丘疹，直徑在 0.5~3 毫米之間，大多小於 1 毫米，為針尖、針頭大小。黑頭粉刺多不突起，但中心的毛囊口擴大，可見黑點。這兩種粉刺經擠壓後都有黃白色線狀皮脂排出。白頭粉刺可發展為小米至綠豆般大小的紅色丘疹（參考圖 002，頁 319），少數於頂部可發生小膿皰（參考圖 017，頁 321），消退後可遺留褐色斑點或輕度凹陷性瘢痕。痤瘡嚴重者可發生結節、膿腫、囊腫等多種形態的損害（參考圖 009，頁 320），甚至破潰後形成竇道和增生性瘢痕。患者常以 1~2 種損害較明顯。

西醫對痤瘡病因病機的認識

痤瘡的病因很複雜，概括說有內分泌因素、微生物因素、皮脂腺導管的異常角化、免疫因素、化學物理因素、心理因素等。

1. 雄激素使皮脂分泌增多

雄激素可以促進皮脂腺細胞的分裂、增殖，增加皮脂的生成，而皮脂溢出過多會過度刺激毛囊皮脂腺導管角化，這是粉刺出現的基本因素之一。皮膚中的雄激素有兩個來源，第一類來自血液，由睪丸、卵巢和腎上腺生成；第二類來自皮膚局部，由皮脂腺產生。皮膚中具有活性的雄激素主要是睪酮和 5α- 雙氫睪酮，而 5α- 雙氫睪酮的作用更強。面部細胞中含有較高的 5α-還原酶，可以催化睪酮生成 5α- 雙氫睪酮，且面部 5α- 還原酶的活性明顯高於身體其他部位的皮膚，故痤瘡多數發生在面部。

2. 痤瘡丙酸桿菌興風作浪

痤瘡丙酸桿菌是一種在皮膚毛囊正常寄生的厭氧性細菌，它可以分解皮脂中的甘油三脂，產生游離脂肪酸，使我們的皮膚呈弱酸性，從而可抵抗某些致病微生物。若毛囊內皮脂增多，可為該細菌的生長繁殖提供更多能量和更嚴格的缺氧環境，它們會大量繁殖，產生大量的游離脂肪酸，刺激毛囊發生炎症，使白頭粉刺轉變為紅色丘疹或者出現膿皰。那些非常嚴重的痤瘡患者，往往對痤瘡丙酸桿菌還存在不正常的免疫反應，使病情加重並纏綿難癒。除痤瘡丙酸桿菌外，其他的皮膚常駐菌如金黃色葡萄球菌、表皮葡萄球菌、馬拉色菌等，都與痤瘡的發病有關係。

3. 皮脂腺導管異常角化

在正常情況下，毛囊皮脂腺導管的角質層會有規律地形成和脫落，若增生過度或不能正常脫落，則會導致導管角化過度，使角化物質堆積而形成粉刺，即俗稱的"酒米"。粉刺是脫落的角質形成細胞、皮脂甚至包含毛髮和細菌的混合物，初期是肉眼不能見到的微粉刺，大約 2、3 個月後會突出皮膚，肉眼可見。粉刺可繼續發展為炎性丘疹。皮脂腺導管異常角化的確切機制還不太清楚，一般認為皮脂溢出過多、脂質成分的改變、雄激素水平升高、維他命 A 的缺乏、痤瘡丙酸桿菌及局部分泌的細胞因子，均與皮脂腺導管異常角化有關。

上述三個因素是痤瘡發病的基礎，在痤瘡的發病中三者缺一不可，而且互相影響。目前西醫對痤瘡的治療，主要針對以上三個因素。

4. 使用化妝品可引致痤瘡

長期使用劣質化妝品，尤其是含有劣質原料的油性或粉質化妝品，會堵塞毛孔，促使粉刺的形成，若繼發感染則形成炎性丘疹或膿皰，稱為化妝品痤瘡。中年人出現痤瘡要考慮是否因使用化妝品引致。

5. 痤瘡存在過敏反應

皮膚免疫系統對痤瘡的形成都有影響。有研究認為，痤瘡很可能是小分子角質蛋白分解產物，或周圍寄生細菌作為抗原誘發的遲發性超敏反應。簡單來說，痤瘡存在過敏反應，所以那些過敏體質的人患痤瘡之後病情會較嚴重。

6. 心理壓力與痤瘡互為因果

　　痤瘡多發生在面部，嚴重影響美容，給患者造成極大的心理壓力，很多人因此而抑鬱、焦慮、自卑，筆者的病人中甚至有人聲稱如果治不好就去尋死。另一方面，長期的心理壓力可導致內分泌紊亂，雄激素分泌增加，誘發或加重痤瘡。心理壓力與痤瘡互相影響，互為因果，重則同重，輕則同輕，故在治療中要注意心理安慰，並儘快在短時間內改善患者的皮損，減輕其心理壓力，使壓力與痤瘡從惡性循環進入良性循環，這無疑有利於痤瘡的痊癒。

7. 其他因素的影響

　　遺傳、飲食習慣、疲勞、貧血、處於濕熱環境、局部摩擦或擠壓、曾服用某些藥物如皮質類固醇等，都可以影響痤瘡的發生。

　　痤瘡的發生是多因素共同作用的結果，任何單一因素都不可能發病，每一個患者的病因都不盡相同，因此在痤瘡的預防和治療中，應該從多角度、多方位來考慮問題，因人、因時、因地制宜決定治療方案，而這正是中醫辨證論治的優勢。

中醫對痤瘡病因病機的認識

　　中醫對痤瘡的探索有兩千年以上的歷史，故對痤瘡病因病機的認識較深刻。令人驚異的是，很多認識與現代醫學不謀而合，或者明顯早於現代醫學。

1. 風邪外迫，陽氣內鬱

人於活動後出汗，可導致玄府（毛孔）開放，此時易感受風邪，風邪外迫膚腠，導致皮脂流出不暢，則凝結於毛囊形成皶，阻塞玄府，體內陽氣不能正常外散，則鬱而生熱，日久發展為痤。皶即粉刺，痤即炎性紅色丘疹和膿皰。《內經知要》解《黃帝內經》的"寒薄為皶，鬱乃痤"時說："形勞汗出，坐臥當風，寒氣薄之，液凝為皶，即粉刺也。若鬱而稍重，乃若小癤，其名曰痤"。風邪可與寒、濕、熱邪相兼。若與寒、濕相兼襲表，常表現為微粉刺或粉刺，若與熱邪相兼襲表，常表現為炎性皮損。風、寒、濕、熱均為中醫所稱的六淫外邪。今天，我們可以理解六淫為氣候因素，如當溫度較低時，皮脂易凝結，加重粉刺；我們也可以理解六淫為微生物因素，即可以引發痤瘡的痤瘡丙酸桿菌等微生物。

2. 胡粉入虛肌

胡粉在古代是指面部的粉底類化妝品。隋代的《諸病源候論》最早指出粉刺可因使用外用化妝品而致，提出"因敷胡粉而皮膚虛者，粉氣入腠理化生之也。"若氣虛膚腠失養，失去衛外的能力，外用粉底則易毛竅閉塞，使皮脂凝滯為皶，鬱久化熱為痤。

以後歷代醫家都有論及該病因，如《普濟方》曰："粉刺也……敷之胡散入虛肌，使之然也。"古人在一千多年前就提到的病因胡粉，在今天更是痤瘡的罪魁禍首之一，西醫直到近幾十年才明確提出化妝品痤瘡的概念。

3. 血熱鬱滯

至明清時代，中醫明確指出痤瘡的病機為血熱。青年人或一部分身體為熱底的中年人血分偏熱，若血熱外壅於皮膚，鬱滯不散則發病，可見皮膚色紅或紅色丘疹。如《外科正宗》曰："粉刺……總皆血熱鬱滯不散。"

4. 肺胃熱盛

明清時代中醫將痤瘡定病位為肺、胃兩臟腑，強調肺熱、胃熱。如《醫宗金鑒》說："此證由於肺經血熱而成。"；《醫燈續焰》曰："面瘡者，胃火，膏粱積熱。"

肺主皮毛，手太陰肺經起於中焦脘腹而上行過胸；足陽明胃經起於顏面，而且循行於面的多個部位，又下行過胸。故肺胃積熱，可循經上壅於胸、面部，導致胸、面部皮膚出現紅色丘疹和膿皰（參見肺經循行圖和胃經循行圖）。故胸部、面部是最容易發生痤瘡的部位。

肺胃之熱從何而來？肺熱常由風熱所犯，中醫認為"風邪上受，首先犯肺"，如感冒的首發症狀就是肺系病症如流涕、咽痛、咳嗽等。胃熱則常來源於飲食不節，過量食用辛辣、蝦蟹、油膩食物、甜品或酗酒等，影響脾胃消化功能，導致食積腸胃化熱。臨床常可見患者因感冒或吃錯食物誘發或加重痤瘡，機理就是肺胃熱盛。

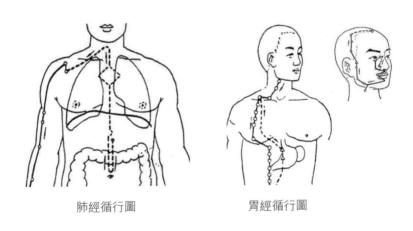

肺經循行圖　　　　　　　　胃經循行圖

5. 濕熱互結

　　體內產生的"濕邪"和"熱邪"糾纏蘊結，外發於皮膚可生痤瘡。那麼體內的"濕邪"和"熱邪"從何而來？它們經常由於脾胃出問題而產生。在中醫理論中，人體水液代謝和脾有莫大的關係，脾臟如果怠工，代謝後的廢水就會在人體內停留，成為中醫稱的"濕邪"，蘊久可化熱。胃是人體腐熟食物的臟腑，若辣、熱、油、甜的食物吃得過多，就容易助熱；或經常吃得太飽，胃感到太累，就會罷工，食物就會在胃內停留，醞釀化熱。另外，年輕人血氣方剛，常為"熱底"的體質，身體內部容易蓄熱。"濕邪"和"熱邪"產生後，往往會糾纏蘊結，狼狽為奸，使原有的較輕的皮疹變得嚴重起來，這時在皮膚上看到的就是較嚴重的炎性皮損，如紅色丘疹和膿皰、膿腫，而且皮膚油膩。濕熱互結的病因病機，與現代醫學提到的濕熱環境有異曲同工之妙，不過中醫強調的是內生濕熱，現代醫學強調的是外在濕熱。

6. 血瘀痰結

痤瘡患病日久，可出現結節、囊腫，這是另一種病機，即血瘀痰結。病久容易局部氣血鬱滯、血瘀阻絡；或熱邪長久煎灼血液，使血液變得黏稠而產生"瘀血"。"濕邪"經熱煎灼，會變得黏稠，而轉變為中醫所稱的"痰濁"之邪。瘀血和痰濁糾結在一起，則會出現黃豆或蠶豆大小的暗紅色結節，腫硬疼痛，或者出現囊腫。現代醫學將這一類型痤瘡稱為結節型和囊腫型，為發展到皮膚深部的炎症，癒後往往留下瘢痕。

痤瘡的斷症依據和鑒別診斷

痤瘡有比較典型的皮損，診斷不很困難。斷症依據主要是：

• 初期皮損為以毛囊為中心的針頭大小膚色圓錐形丘疹，即白頭粉刺，或較平的黑頭粉刺，均可擠出白黃色的脂栓。之後可見紅色丘疹、膿皰、紫紅色結節、囊腫、瘢痕等損害，大多伴皮膚油膩。

- 好發人羣為青壯年，皮損好發部位為額、鼻周、頦（下巴）、面頰、背、上胸部。

- 病程纏綿，此伏彼起，新皮疹不斷繼發，有的可遷延數年或十餘年。

西醫的分型

痤瘡的症狀表現複雜，臨床需要將不同的痤瘡進行分類，便於對症治療。國內外對痤瘡的分型有很多種方法。《實用皮膚病性病治療學》一書根據痤瘡的皮損形態將痤瘡分為七型：丘疹性痤瘡、膿皰性痤瘡、囊腫性痤瘡、結節性痤瘡、萎縮性痤瘡（炎性皮損破壞皮脂腺後形成的萎縮性瘢痕）、聚合性痤瘡（各種痤瘡皮損同時存在並聚集融合，包括膿腫、竇道、瘢痕）、惡病質性痤瘡（皮損類似聚合性痤瘡，發生於體弱者，長期不癒）。

中醫的分型

中醫根據皮損形態和全身症狀對痤瘡進行分型，有各種簡繁不同的分法。國內最新的第 7 版《中醫外科學》教材將痤瘡簡分為以下三種證候類型：

肺經風熱型：皮損為紅色丘疹，或夾雜少許膿皰。伴口渴喜飲、便秘、小便短赤；舌質紅，舌苔薄黃，脈弦滑。

腸胃濕熱型：顏面、胸背部皮膚油膩，皮損紅腫疼痛，或有膿皰，伴有口臭、便秘、尿黃；舌質紅，舌苔黃膩，脈滑數。

　　痰濕瘀滯型：皮損以結節、膿腫、囊腫、瘢痕為主，或見竇道，經久難癒；伴有食慾不振、腹脹；舌質暗紅，舌苔黃膩，脈弦滑。

　　臨床有很多皮膚病與痤瘡相似，要注意鑒別。最相似的常見疾病有玫瑰痤瘡及口周皮炎。

與玫瑰痤瘡的鑒別

　　玫瑰痤瘡都是常見皮膚病，但病變部位不在毛囊皮脂腺，而在血管。在皮損表現上，中期的玫瑰痤瘡與痤瘡很相似，而且此二病可以同時發生，故臨床容易誤診。該二病的鑒別見下表。

表 2.1　痤瘡與玫瑰痤瘡鑒別表

	痤瘡	玫瑰痤瘡 （丘疹膿皰期）
相同點	都可以見到紅色丘疹、膿皰、結節，都伴有皮脂多	
皮疹部位	常見於額、面頰、頰側、胸背	常以鼻部為中心，呈五點式分佈（鼻頭、鼻兩旁、額中、下巴）
皮損	• 以炎性丘疹為主 • 有白頭粉刺和黑頭粉刺 • 無毛細血管擴張	• 以紅斑為主 • 無白頭粉刺和黑頭粉刺 • 有毛細血管擴張
發病人羣	• 多見於青年人	• 多見於中年人

與口周皮炎鑒別

　　口周皮炎的皮損為發生在口周、鼻側、頦部的紅色丘疹、膿皰，因痤瘡亦容易發生在這些部位，故易誤診口周皮炎為痤瘡。鑒別點是口周皮炎患者 90% 以上為 20~35 歲青年女性，皮損為紅斑基礎上的紅色丘疹，但不一定以毛囊為中心，稀疏散在或簇集成片，對稱分佈，日久可見丘皰疹、膿皰，皮損緩解時留有紅斑、脫屑。其特徵性體徵為唇周邊約 5 毫米左右寬的一圈皮膚正常無皮損。自覺症狀有輕至中度瘙癢及燒灼感。

中醫內治痤瘡的代表方劑

　　中醫內治痤瘡遵循辨證施治的原則，選用不同的方劑。以下介紹的是具有代表性的方劑。

1. 肺經風熱型

　　枇杷清肺飲加減：枇杷葉 10 克，桑白皮 15 克，黃芩 10 克，金銀花 10 克，野菊花 10 克，防風 10 克，白芷 10 克，生甘草 6 克

　　枇杷清肺飲為治療痤瘡的古方。本加減方中枇杷葉清肺熱，《食療本草》言其治 "肺風瘡、胸面上瘡"；桑白皮清泄肺熱；黃芩、金銀花、野菊花清熱解毒；防風、白芷散風邪，有助消除粉

刺；生甘草清熱解毒並調和諸藥。

2. 腸胃濕熱型

茵陳蒿湯合黃連解毒湯加減：茵陳蒿 10 克，梔子 10 克，黃芩 10 克，黃連 6 克，大黃 6 克，薏苡仁 20 克，蒲公英 15 克，地丁 10 克，益母草 15 克，生甘草 6 克

方中茵陳蒿清利濕熱，現代研究可抑制痤瘡丙酸桿菌和金黃色葡萄球菌；梔子、黃芩、黃連清熱利濕；蒲公英、地丁清熱解毒；薏苡仁健脾滲濕，清熱排膿；益母草活血利濕；生甘草清熱解毒。

3. 痰濕瘀滯型

海藻玉壺湯合參苓白朮散加減：茯苓 15 克，白朮 10 克，生薏苡仁 20 克，海藻 10 克，昆布 10 克，陳皮 10 克，製半夏 10 克，浙貝母 15 克，連翹 15 克，丹參 15 克，當歸 10 克，生甘草 6 克

方中茯苓、白朮、生薏苡仁健脾利濕；海藻、昆布、陳皮、製半夏、浙貝母化痰散結；連翹清熱解毒散結；丹參、當歸活血散結；生甘草清熱解毒。

現代中醫怎麼選配中藥？

在辨證論治的基礎上，現代中醫治療痤瘡，還會根據不同的皮損或結合現代藥理研究的結果來選擇一些對症的中藥。

- 針對紅色丘疹、膿皰選用清熱解毒或清熱利濕中藥

如桑白皮、枇杷葉、黃芩、黃連、黃柏、梔子、金銀花、野菊花、連翹、蒲公英、紫花地丁、白花蛇舌草、茵陳、龍膽草等

- 針對血熱盛，面紅熱選用清熱涼血中藥

如丹參、生地、赤芍、丹皮、槐花等

- 針對脾胃虛弱，皮膚油脂多，選用健脾除濕中藥

如生薏米、生扁豆、茯苓、白朮、芡實、萆薢、枳殼等

- 針對暗紅色結節、囊腫、瘢痕，選用活血軟堅散結中藥

如當歸、海藻、玄參、浙貝母、夏枯草、大黃等

結合現代藥理機制選用中藥

如對痤瘡丙酸桿菌高度敏感的中藥有丹參、連翹、虎杖、黃柏、山豆根、大黃、黃連和茵陳；對痤瘡丙酸桿菌中度敏感的中藥有黃芩、龍膽草、大青葉、金銀花、地榆、百部、秦皮、川椒、當歸、川芎、重樓和地丁。中藥丹參的脂溶性有效成分丹參酮，動物實驗證明具有抗雄激素作用，能減少皮脂的分泌；白花蛇舌草有調節性激素水平的作用；生山楂、生薏仁、陳皮、魚腥草可抑制皮脂腺過多分泌。

藥膳調養

比較輕的痤瘡，或者嚴重痤瘡好轉後，可以酌情選擇以下藥膳調治。

1. 枇杷薏米粥：生薏苡仁 100 克，鮮枇杷 60 克（去皮核），枇杷葉 10 克

先將枇杷葉洗淨切碎，煮沸 10~15 分鐘，撈去渣後，納入薏苡仁煮粥，粥熟後切碎枇杷果肉，放入其中攪勻。以上劑量可於 1~2 日內吃完。

本食譜適合肺經風熱型痤瘡。其中枇杷葉清肺熱，可以治療胸、面上瘡；枇杷果肉有相同的功效；薏苡仁健脾滲濕，清熱排膿，有助減少皮脂溢出和減少膿皰。

2. 四花茶：金銀花 10 克，菊花 10 克，玫瑰花 10 克，槐花 10 克，薄荷 6 克

將以上五物泡水當茶飲，每日一劑。本飲料適合肺經風熱型痤瘡兼有面紅的患者。其中金銀花、菊花有疏散風熱的作用，且可清熱解毒；玫瑰花和槐花治療面部紅斑效果較好；薄荷散風熱，且芳香具有調味的作用。本飲料中的四花都質地輕盈，中藥學認為質輕的花、葉類中藥，能輕揚上浮到面部，故適合治療頭面部的疾病。

3. 馬齒莧粥：馬齒莧 60 克，生白朮 10 克，金銀花 10 克，菊花 10 克，生薏米 100 克

先將前四味藥用 1,000 毫升水煎 20 分鐘成湯液，去渣後入生薏米煮成粥，每日 1 劑，可分 3 次吃完。本粥適合腸胃濕熱型痤瘡，若有便秘更合適。其中馬齒莧實為野菜，具有很好的清熱利濕作用，且能滑腸通便；生白朮、生薏米健脾祛濕，生白朮還能通便；金銀花、菊花清熱解毒。

4. 山楂桃仁粥：山楂 9 克，桃仁 9 克，川貝母 9 克，荷葉半張，粳米 60 克

先將前四味藥用 800~1,000 毫升水煎 30 分鐘成湯液，去渣後入粳米煮粥。每日 1 劑，可分 3 次吃完。

本粥適合痰濕瘀滯型痤瘡。山楂、桃仁活血化瘀，有助散結；川貝母化痰散結；荷葉清熱涼血，利濕消腫；粳米補脾胃。

中藥外治法

顛倒散

每次使用份量根據皮損面積大小決定，大約為 6~10 克。皮脂溢出多者用涼開水或茶水調成糊狀薄薄地敷於患處，油脂溢出不明顯者用蜂蜜調。每次敷 15~20 分鐘，每日 1~2 次。本方適用於粉刺的各個證型，尤其適合肺經風熱型。

顛倒散為古代外治痤瘡的名方，由大黃和硫磺各 1 份組成。方中大黃清熱泄火，涼血解毒，活血祛瘀，古代用治一切瘡癤腫

毒，現代研究對多種細菌有抑制作用，抗炎，具雌激素樣作用而可對抗雄激素、降血脂，上述功效都有利於痤瘡的治療。硫磺解毒殺蟲療瘡，局部外用有溶解角質、軟化皮膚和殺死寄生蟲的作用，對粉刺的消除有良好作用。

本方使用之前一定要先用溫水將患處洗乾淨；用於丘膿皰疹和膿皰時，只能敷在皮疹周圍，不能蓋住膿頭。部分人對硫磺敏感，故第一次使用時只敷患處 10 分鐘，無過敏反應則以後逐漸增加時間至 20 分鐘，若過敏反應明顯，即停止使用本藥。顛倒散可由患者自己在家塗敷。

面部美容護理

大黃、硫磺、丹參各 30 克，冰片 10 克，全部研成細末，過 140 目篩，備用。先清潔面部，再用痤瘡擠壓器清理粉刺，經絡按摩，然後以超聲波導入三黃洗劑 10~15 分鐘，之後將上述藥粉加蜂蜜調成糊劑薄塗於面部，再把一張保鮮膜覆蓋其上，15~20 分鐘後揭去。7~10 日進行 1 次。該外治方法需由經過中醫美容操作技術訓練的中醫師施行。

中國的醫療美容發展迅速，面部美容護理是中醫美容臨床的常用治法，只是面膜和導入液的中藥成分可能各有千秋。上述面膜組方為顛倒散加味，方中丹參涼血消癰，活血化瘀，自古就被外用於瘡癰，現代研究有抗炎作用，對痤瘡丙酸桿菌和金黃色葡萄球菌均有較強抑制作用。此外對皮膚組織創傷的癒合有促進作用，所含丹參酮有抗雄性激素及溫和的雌激素活性，無論從中醫藥效還是現代藥理來看，丹參的各種功效均針對了痤瘡發病的主要因素；冰片氣味辛竄，可導全方藥氣入皮內。前述三黃洗劑的組成為大黃、黃柏、黃芩、苦參各等分，可煎煮後製成導入液。

針灸治療

各種針灸療法在臨床被廣泛採用，治療痤瘡具有很好的療效。以下介紹三種行之有效的方法。

體針

- **肺經風熱型**可選百會、大椎、曲池、合谷、肺俞、委中、尺澤、阿是穴。便秘配天樞、支溝；月經不調配關元、血海、三陰交。每次選穴 3~4 個，各穴均按常規刺法操作，用瀉法。面部皮損集中部位或較大的丘疹、結節、囊腫，即阿是穴，在邊緣的正常皮膚呈 15 度角向皮損中心淺刺。每日或隔日一次，10 次為一療程。

- **腸胃濕熱型**可選大椎、曲池、合谷、足三里、三陰交、血海、內庭、阿是穴。配穴和操作同前。

- **痰濕瘀滯型**可選脾俞、足三里、豐隆、合谷、三陰交、阿是穴。伴納呆便溏者，加中脘、天樞。手法補瀉兼施。

耳針

主穴選取皮質下、丘腦、神門、內分泌、腎上腺、阿是穴，配穴選取肺、脾、小腸、肝及面頰，若皮損嚴重配耳尖放血，便秘配大腸，月經不調加內生殖器、卵巢。

治療時主穴每次必用，配穴根據證候及症狀選用。取單側耳穴，兩耳交替。毫針刺，留針 15~20 分鐘，隔日 1 次，10 次 1 療程。或用王不留行籽耳穴貼壓，每天按壓耳穴 3~4 次，每次共 2~3 分鐘左右，每次貼耳豆可保留 4~5 天，5 次 1 療程。

耳針操作方便，若貼耳豆可保留 4~5 天，具有持久的療效，可免除患者每日奔波醫院或診所之苦。

刺絡拔罐

主穴取大椎，肺經風熱型配肺俞，胃腸濕熱型配胃俞，熱毒明顯配靈台。用三棱針點刺大椎 3~5 下使出血，然後用中號玻璃罐以閃火法拔罐，約出血 1~3 毫升；配穴用梅花針叩刺，手法由輕到重，至皮膚有輕微出血為止，再用中號玻璃罐以閃火法拔罐。留罐 10 分鐘，3 日 1 次，5 次 1 療程。

本法適用於座瘡炎性皮損較嚴重、熱象明顯的患者。

西醫治療

1. **內服藥**：主要包括抗生素、性激素、維 A 酸類、皮質類固醇

- 抗生素：四環素（Tetracycline）、紅黴素（Erythromycin）、阿奇黴素（Azithromycin）克林黴素（Clindamycin）等，用於抑菌、抗感染、消炎，減少皮脂中的游離脂肪酸

- 性激素類：抗雄激素藥物如安體舒通（Antisterone）、西咪替丁（Cimetidine）等，可抑制皮脂排出，減輕炎症。女性激素如醋酸環丙孕酮（Cyprosterone acetate）、己烯雌酚（Diaethylstibe-strol）、達英 35（Diane-35）等，用於調節內分泌

- 維 A 酸類：可抑制皮脂腺，減少皮脂分泌，並可抗皮脂腺導管過度角化。副作用是皮膚乾燥、唇炎、消化道症狀和致胎兒畸型等，孕婦禁用

- 皮質類固醇：用於治療炎症反應明顯的嚴重痤瘡

2. **外用藥**：主要有抗生素、硫磺雷鎖辛洗劑（主要由硫磺和雷鎖辛 Resorcinol 組成），氯柳酊（主要由氯黴素及水楊酸組成）、水楊酸醇溶液、維 A 酸類、抗雄激素藥物、消炎藥、過氧化苯甲醯（Benzoyl peroxide）等

3. **物理療法**：紫外線照射、冷凍、鐳射、淺層 X 線照射等

痤瘡的預防和日常調攝

1. 要戒口，少食蝦蟹、牛羊肉、糖類、辛辣及油膩食物，這些食物會使皮脂增多，皮膚敏感的人還有可能由這些食物引發過敏性皮炎，與痤瘡交錯在一起，更難痊癒。要多食青菜、水果，多飲水，保持大便通暢，大便可以帶走體內的毒素，促使瘡毒消散。

2. 保持心情舒暢，避免精神緊張。粉刺的發生與精神緊張有關，所以要注意勞逸結合，下班後徹底放鬆自己。

3. 保證睡眠充足。不要晚於 11 點睡覺，熬夜影響皮膚的康復，長久可降低皮膚的抵抗力。

4. 嚴禁自己用手擠壓皮疹。擠壓可將皮損中的有害物質擠入周圍的組織，擴大和加重炎症，發生在口鼻周的皮損，擠壓後細菌可能經血液逆行到顱內引發顱內感染。

5. 不用油性化妝品及粉底霜。粉刺的發生與毛孔的堵塞有關，油性化妝品及粉底霜會使毛孔堵塞更嚴重，從而加重病情，且影響治療效果。面部護膚品可選擇油少水多的"水包油"型（oil in water）的面霜，有助本病康復。

6. 每天要用溫水及洗面劑洗滌皮損之處和面、胸、背部油脂分泌多的部位，保持皮膚清潔。洗面劑可用硼酸香皂或硫磺香皂，對粉刺有治療作用，或選擇其他適合油性皮膚和痤瘡皮膚的洗面劑。根據油脂的多少，一日洗 2~3 次，次數不宜太多，過頻可影響皮膚表面的 pH 值，影響皮膚的抵抗力或增加皮膚對刺激的敏感性，且會有反饋性刺激皮脂的過度分泌。

7. 不要擅自使用外用藥物，尤其是不要擅用皮質類固醇激素藥物，要在醫師的指導下有限度地使用，否則反可能加重痤瘡的病況。

醫案一 肝鬱脾虛　結節性痤瘡

陸某，男，19歲。面部反覆皮疹5年，曾經西醫診斷為痤瘡，因療效不滿意而來求診中醫。檢查見面部較密集紅色丘疹、膿皰和暗紅結節，面部皮脂較多。食慾尚可，大便兩天一行。平素易緊張、疲乏、情緒抑鬱、話語不多，自訴因痤瘡不癒不開心。舌質淡暗，舌胖，苔白，脈弦細。

【診斷】結節性痤瘡

【中醫辨證】肝鬱脾虛，痰瘀蘊結

【治法】疏肝健脾化痰，清熱活血散結

【處方】香附10克，茯苓15克，薏苡仁30克，炒枳殼10克，太子參10克，赤小豆15克，白朮10克，熟大黃10克，黃芩10克，金銀花10克，連翹15克，丹參15克，當歸10克，浙貝母15克，玄參20克。處方6劑，另處方顛倒散外用。囑咐飲食禁忌和注意事項，並告知痤瘡不是不治之症，中醫可以幫助治理，不要過於耽心

【二診】皮疹明顯減輕，新生皮疹減少，面油減少，大便已每日一行。效不更方繼服6劑

【三診】膿皰、結節消，面部僅兩粒小紅丘疹和遺留的暗紅斑印。大便通暢，疲乏明顯減輕，緊張緩解，就診時笑容

滿面，話語滔滔不絕，心情明顯開朗。前方去浙貝母，處方7劑，囑前7劑分14天飲完，即每天半劑，若病情穩定，再複配本方7劑，分28天飲完，即隔日半劑。平日煲湯可選用健脾胃的中藥湯包。數月後患者因其他病求診，告知痤瘡已癒，沒有再犯

【評述】本病例為筆者的醫案。從症狀和舌脈可明顯看出本案為虛中夾實證。故處方攻補兼施，以補為主。方中香附疏肝；茯苓、薏苡仁、炒枳殼、太子參、赤小豆、白术健脾利濕消脂；熟大黃通腑泄熱；黃芩、金銀花、連翹清熱解毒；浙貝母、玄參化痰散結；丹參、當歸活血散結。本病案為香港痤瘡的典型證型，筆者運用健脾祛濕化痰之法，治好了很多類似本案長期不癒的痤瘡患者

醫案二 ¹

胃熱火毒針灸治療

顧某，女，28歲。患者於2個月前發現前額及口唇四周先後散在出現數個紅色丘疹，自覺痲癢微痛，漸成膿皰，破潰而癒，但留有色素沉着，隨即其他部位又出現新的丘疹，伴胃中嘈雜感、不欲飲食、大便秘結等。檢查見前額及口唇四周有散在的、米粒大小的毛囊性丘疹，色深紅，有的已成膿皰，破潰處有少許膿性分泌物，周圍皮膚有黯紫色的色素沉着。舌紅，苔黃，脈弦數。

【診斷】痤瘡

【中醫辨證】火毒熾盛型

---

1 王雪苔、劉冠軍主編：《中國當代針灸名家醫案》（吉林：吉林科學技術出版社，1991 年 8 月第 1 版。）

【治法】清瀉陽明毒熱

【取穴】大椎、委中、合谷、曲池、足三里

【刺灸方法】大椎、委中用三棱針點刺出血，每日1次；其他穴位用毫針針刺，施撚轉瀉法，留針30分鐘，每日1次。針刺3次後胃中嘈雜感消失，食慾增加。1周後，丘疹變小變平，表面乾燥，色澤由紅變紫，由紫變淡，膿皰破潰後結痂。1個月後丘疹全部消失

【評述】本例患者有胃中嘈雜感，不欲飲食，大便秘結；舌紅，苔黃，脈弦數，丘疹分佈於額部和口周，色紅，並有膿皰，明顯為胃熱循經上蒸所致。大椎為督脈之會穴、諸陽之會，點刺出血能解陽經之熱毒；委中為刺血要穴，兩者配合能泄督脈、太陽經之鬱熱；合谷、曲池疏泄陽明火熱，配足三里疏通胃腑氣血而達到治療目的。本病案未有內外用中藥，完全靠針灸療法而癒，顯示了針灸治療痤瘡的威力

二、玫瑰痤瘡

玫瑰痤瘡（Rosacea），一個讓人聯想到玫瑰花的美麗病名，其實它一點都不美麗。它是一種以鼻部為中心，顏面中部發生瀰漫性潮紅，伴發丘疹、膿皰和毛細血管擴張為特徵的皮膚病。該病以女性為多見，皮膚白皙的人更易發生，以前多見於中年人，但現在青年人也很常見，是一種典型的、讓無數女性憂心如焚的損容性疾病。

中醫稱本病為酒齄鼻、酒渣鼻、赤鼻。西醫也曾稱此病為酒渣鼻，因該病後期鼻頭可增大變厚。但玫瑰痤瘡這個病名的使用現在已很流行，大概因為這個病名比較動聽，而且更符合該病初、中期臨床表現，即患者皮膚紅似玫瑰，在紅色的皮膚上有痤瘡一樣的丘疹或膿皰。

玫瑰痤瘡不是痤瘡

因為該病名稱含有"痤瘡"這個病名，很容易讓人誤解為是痤瘡病的一個類型。但這是兩種性質截然不同的皮膚病。

從病因來看，痤瘡主要是由毛囊角化異常、皮脂分泌增多和毛囊內細菌互相影響所導致，而玫瑰痤瘡是由皮膚血管運動神經功能失調，引起毛細血管擴張所致。從皮損來看，痤瘡主要表現為白頭粉刺、黑頭粉刺和炎性丘疹；而玫瑰痤瘡主要表現為紅斑，在中期可出現炎性丘疹，但紅斑仍是主要表現，在後期玫瑰痤瘡可出現鼻贅（即皮膚結締組織和皮脂腺的增生），但痤瘡無此症狀。總之，玫瑰痤瘡的皮損表現以"玫瑰"色為主，而以"痤瘡"類皮損為次。組織病理改變主要是毛細血管擴張，皮脂腺增生，或可見結締組織和皮脂腺增殖肥大。

玫瑰痤瘡發生的原因

1. **內外誘因**：主要有飲食不當，如嗜酒、茶、咖啡及辛辣刺激性食物；胃腸功能紊亂；體內有感染病灶，如扁桃腺、牙齦、鼻竇發炎等；內分泌失調，如可受妊娠及月經、口服避孕藥的影響；精神緊張及激動；高溫和寒冷刺激、日光照射等

2. **具有家族遺傳易感性**：臨床發現本病有陽性家族史，患者自幼易面紅，害羞、緊張時陣發性面紅，皮膚較敏感，稱為酒渣鼻體質，成人後易發生本病

3. **幽門螺旋桿菌感染**：近年來的研究發現幽門螺旋桿菌感染與玫瑰痤瘡的發病有密切關係。患者中幽門螺旋桿菌的感染

率可達 88%，且患者多數有不同程度的胃炎及十二指腸的異常改變，根治幽門螺旋桿菌可使酒渣鼻症狀明顯緩解。有研究認為幽門螺旋桿菌產生的炎症作用、細胞因子作用及免疫作用相互聯繫，相互影響，共同建立酒渣鼻的發生和發展過程；幽門螺旋桿菌產生的毒性物質及血管活性物質可損傷血管內皮，從而引起紅斑及毛細血管擴張導致酒渣鼻。

4. **人體蠕形蟎感染**：人體蠕形蟎俗稱毛囊蟲，是一種可永久寄生在人體毛囊和皮脂腺內的一種寄生蟎，主要有毛囊蠕形蟎和皮脂蠕形蟎兩種。毛囊蠕形蟎可阻塞毛囊開口，使毛囊有不同程度的擴張，自身酶可分解毛囊上皮並導致毛囊周圍發生炎症；皮脂蠕形蟎使皮脂腺細胞增生而失去正常結構，分解皮脂腺產生的皮脂發生炎症。蠕形蟎還可引起肉芽腫，可通過引起細胞免疫和體液免疫而引致酒渣鼻的發病。

知多一點點

蠕形蟎對人體的禍害

人體蠕形蟎的感染率很高，國外報道感染率為 27%~100%，國內報道感染率一般在 20% 以上，最高可達 97.86%。你可能根本不會料到，自己的皮膚尤其是面部皮膚，看似乾乾淨淨的，竟可能隱居著蟲子！而且年齡越大，數量越多，患有痤瘡、玫瑰痤瘡、脂溢性皮炎的皮膚數量更多。但大多數毛囊蟲感染者並無明顯的皮膚症狀，蠕形蟎的高感染率和低發病率降低了人們的警惕性，以致有人提出蠕形蟎屬於正常蟎類，寄居在人體，與人相安無事。但近年來越來越多的調查結果顯示，蠕形蟎具有一定的致病性，其危害程度主要取決於蠕形蟎寄生的數量、寄生時間的長短以及機體抵抗力的強弱。當感染蠕形蟎的密度大、時間長、人體的抵抗力差時，感染者就會出現皮膚症狀，如痤瘡、酒渣鼻、瞼緣炎、外耳道瘙癢症、脂溢性皮炎、脂溢性脫髮、毛囊炎等皮膚病。

中醫對玫瑰痤瘡病因病機的認識

　　中醫稱玫瑰痤瘡為酒齄鼻，"齄"字有鼻大的意思。筆者曾指導香港浸會大學中醫藥學院的學生進行關於酒渣鼻的文獻研究，在考證病名由來時，發現"齄鼻"在古代曾經是貴族的象徵，被視為美。《魏書・卷三八・王慧龍傳》記載："浩既婚姻，及見慧龍，曰：'信王家兒也。'王氏世齄鼻，江東謂之齄王。慧龍鼻大，浩曰：'真貴種矣。'數向諸公稱其美。"別人看到王慧龍的大鼻子，就知道他是王氏後人，因為王氏世代相傳為大鼻子，被稱為齄王，齄鼻成為貴族的象徵，並因此而身價倍升，被人視為美。當然後世已經不敢恭維齄鼻為美了，齄鼻的意思演變為鼻上生皰。古代皰、皰同意，即皮膚上有鼓包，相當於現代的丘疹、結節，齄鼻就是鼻上有丘疹和結節，正符合酒渣鼻的表現。之所以在"齄鼻"前加上"酒"字，是因為古人認定這個病的發生與飲酒有關。

　　從古至今，中醫對酒渣鼻病因病機的認識有一個繼承和發展的過程。

1. 肺經熱盛：素肺經陽氣偏盛，或風熱外侵入肺，鬱久熱入血液，血熱再循經脈入肺竅，因肺開竅於鼻，故鼻漸漸發紅而生病。如明《古今醫統・鼻赤》中分析："或因肺經素有風熱，雖不飲酒，亦自紅黑生齇也。"

2. 脾胃積熱：長期嗜酒或食辛辣食物，生熱化火，使脾胃積熱。由於胃之經脈起於鼻翼旁，再沿鼻側上行，下循經口周，故脾胃積熱循經薰蒸，可使鼻部和口周潮紅、絡脈充盈而發病。《黃帝內經・素問・刺熱論》最早指出："脾熱病者，鼻先赤。"明《古今醫統大全・鼻證門》中說："酒齇鼻多是飲酒之人。酒氣邪熱，薰蒸面鼻，血熱壅滯而成鼻齇，赤色者也。"強調了本病與飲食習慣、脾胃積熱的關係。

3. 寒凝血瘀：面部、口鼻暴露於外易受風寒，若風寒客於皮膚，或冷水洗面，熱血遇寒則凝，以致血瘀凝結，鼻部先紅後紫，久則變為黯紅。如明代《外科啟玄》認為本病是"因肺氣不清，受風而生，或以冷水洗面，以致熱血凝結於面所生"。明代《證治準繩》認為"酒齇乃熱血入面，為寒所拂，熱血得寒，污濁凝滯而然"。清《醫宗金鑒》指出本病"由胃火熏肺，更因風寒外束，血瘀凝結"。寒凝血瘀的病機，主要體現在病的後期，表現鼻贅增生，色暗紅或紫紅。

總之，本病外發於鼻，而內關肺、胃。肺胃積熱循經上蒸，入於肺竅，使鼻部潮紅；脾胃濕熱上蒸於肺，而使鼻紅腫脹、皮脂溢出。如果失治、誤治或調養失宜，使肺胃熱勢不減，致熱與血搏，則見紅色丘疹；熱鬱血分，脈絡充盈故血絲顯露；血熱壅聚化腐成膿，則見膿皰；若感受外寒，則致局部血瘀凝結、黯紅肥厚。

玫瑰痤瘡的斷症依據和鑒別診斷

1. 皮損好發於鼻頭、鼻翼兩側，可延及前額兩眉之間、兩頰、下頦，呈五點式分佈。多發於中年以上人羣，皮膚白皙的人尤其易發，女性多於男性，但男性常病情較重。（參考圖 018，頁 321）

2. 皮損分為三個階段，初起為紅斑，遇冷、熱刺激病情加重，日久伴有水腫、毛細血管擴張，稱為紅斑期；如病情繼續發展，在紅斑水腫基礎上反覆出現散見的小丘疹、膿皰，稱為丘疹膿皰期；最終鼻部膚色漸變紫紅或紫褐，局部增生肥厚，最後呈瘤狀隆起，形成鼻贅，稱為鼻贅期。

3. 早期局部有輕微灼熱感，感染嚴重時有疼痛感；晚期無明顯不適感覺；病人常伴有消化不良、面部油脂分泌較多等症狀。

與脂溢性皮炎鑒別

玫瑰痤瘡、痤瘡和脂溢性皮炎為三個"難兄難弟"，不但面貌相似，還經常成雙結對出入，同時出現在同一位患者身上。不過有時哥哥表現比較活躍，有時弟弟表現比較活躍，若不辨識清楚，會影響療效。玫瑰痤瘡與痤瘡的區別見 "痤瘡" 一節。玫瑰痤瘡的早期與脂溢性皮炎的主要區別見下表。

表 2.2　玫瑰痤瘡與脂溢性皮炎鑒別表

	玫瑰痤瘡	脂溢性皮炎
相同點	面部皮脂都比較多，鼻部尤明顯，在遇熱或寒冷刺激後鼻面部都常出現紅斑	
好發部位	以鼻頭、鼻翼兩側為中心，可延及前額兩眉之間、兩頰、下頦，呈五點式分佈	除面部外，頭皮、軀幹、腋窩、腹股溝等處也可延及
皮損特點	可見毛細血管擴張產生的紅血絲，鱗屑少，嚴重者可見紅丘疹、膿皰	無毛細血管擴張，鱗屑較多，嚴重者腋窩、腹股溝皺襞處常可糜爛而似濕疹
自覺症狀	輕微灼熱感	伴有不同程度的瘙癢和灼熱感
好發人羣	多見於中年人	多見於青年人和嬰兒

中醫對玫瑰痤瘡的辨證治療

現代中醫對玫瑰痤瘡的治療，基本沿襲了古代的治法，但參考現代醫學的分期，分成了三個證候類型，臨床在此基礎上再根據具體情況進行中藥的加減。

1. 肺經熱盛型

紅斑多發生於鼻尖或兩翼，壓之褪色。伴有口乾、口渴、燥熱、便乾。舌質微紅，苔薄黃，脈滑微數。相當於玫瑰痤瘡紅斑期。

治以清肺涼血，方用枇杷清肺飲加減：枇杷葉 15 克，桑白皮 15 克，黃連 6 克，黃芩 6 克，白茅根 30 克，地骨皮 10 克，赤芍 15 克，丹參 15 克，生甘草 9 克。

枇杷清肺飲來源於清代《外科大成》，原用於治療痤瘡。本加減方中枇杷葉、桑白皮清肺經風熱；白茅根、地骨皮泄肺熱而涼血；黃芩、黃連苦寒清肺胃實火；赤芍、丹參涼血活血，清血熱消紅斑；生甘草清熱解毒並調和諸藥。

2. 熱毒蘊膚型

紅斑持續日久，色深紅或顯露血絲，油脂分泌較多，鼻頭和口鼻周圍常見丘疹、膿皰、小結節，毛囊口擴張明顯，局部灼熱。伴口苦口臭，大便乾，小便黃；舌質紅，苔黃或黃膩，脈滑數或數。相當於玫瑰痤瘡丘疹膿皰期。

治以清熱解毒，除濕涼血，方用五味消毒飲加減：金銀花 15 克，連翹 15 克，蒲公英 15 克，野菊花 9 克，黃芩 9 克，生石膏 20 克，竹葉 9 克，赤芍 15 克，紫草 9 克。

金銀花、連翹、蒲公英、野菊花均輕清上浮，清熱解毒而善走頭面；生石膏、黃芩清脾胃積熱；竹葉清熱利濕；紫草、赤芍清血熱而退紅斑。

3. 氣滯血瘀型

鼻部組織增生，呈結節狀，膚色紫紅或紫褐，毛孔擴張。舌暗紅，脈沉緩。相當於玫瑰痤瘡鼻贅期。

治以活血化瘀，方用通竅活血湯加減：桃仁 10 克，紅花 10 克，赤芍 10 克，川芎 10 克，丹參 10 克，夏枯草 20 克，海藻 10 克，茯苓 15 克，陳皮 10 克。煎藥時加生薑 5 片、大棗 7 枚、老葱 3 根。

桃仁、紅花活血破瘀；赤芍、丹參、大棗涼血，助活血散瘀以消斑；川芎引藥上行且通竅活血；夏枯草解毒散結，海藻軟堅散結；陳皮、茯苓健脾利濕化痰散結；生薑、老葱溫散寒邪。

藥膳調養

1. 涼血五花飲：雞冠花、玫瑰花、凌霄花、金銀花、紅花各 5 克，開水浸泡後代茶飲。

雞冠花、玫瑰花、凌霄花、金銀花清熱涼血，紅花活血散瘀。

2. 銀花知母粥：金銀花 9 克，知母 15 克，生石膏 30 克，粳米 60 克

將前三味用水約 1,000 毫升同煮 20~30 分鐘，棄渣取汁，再與粳米一起煮成稀粥即可食用。每日服用 1 次。金銀花清熱解毒；石膏、知母清熱涼血；粳米可護胃。

3. 橘核桃仁茶：橘子核炒後研為末，桃仁研末，橘子核末 1

克，加桃仁末 3 克，以茶調服，每日 1 次。橘子核行氣；桃仁活血。

中藥外治法

顛倒散

以清水調敷患處，每日 1~2 次，可晚上塗抹，次日晨洗掉。適用於紅斑期。顛倒散由硫磺、大黃組成，二藥都具有較強的殺蟎作用。硫磺外用的濃度一般不宜超過 5%，否則對於局部皮膚敏感性較高的患者具有刺激作用，會加重患處的紅斑和充血。

大楓子油（也可用紫草油代替）

調珍珠散外敷患處，每日 1~2 次，可晚上塗抹，次日晨洗掉。適用於紅斑期。

清水調化毒散加顛倒散

兩者各半外敷患處，每日 1~2 次，或晚上塗抹，次日晨洗掉。適用於丘疹膿皰期丘疹和膿皰較輕者。

化毒散為北京著名中醫皮科專家趙炳南老中醫的經驗方，藥物組成：黃連、乳香、沒藥、貝母各 60 克，天花粉、大黃、赤芍各 120 克，雄黃 60 克，甘草 45 克，牛黃 12 克，冰片 15 克。全部藥物研磨成細粉即成化毒散。以化毒散 20 克、凡士林 80

克，混勻，即成化毒散軟膏。

化毒散軟膏或四黃膏

外塗患處，每日 2~3 次。適用於丘疹膿皰期丘疹和膿皰較重者。

四黃膏為北京著名中醫皮科專家朱仁康老中醫的經驗方，藥物組成：黃連 30 克，黃芩 30 克，土大黃 30 克，黃柏 30 克，芙蓉葉 30 克，澤蘭葉 30 克。上藥共研細末，另用麻油 500 毫升，入鍋加溫，加入黃蠟 125 克熔化，離火再加入上述藥末，調和成膏。

針灸治療

毫針刺法

【主穴】選皮損區、素髎、印堂、上星、顴髎、迎香、地倉、合谷

【配穴】肺經熱盛配大椎、曲池、魚際；熱毒蘊膚配內庭、上巨虛、陰陵泉、足三里；氣滯血瘀配膈俞、血海、支溝。

【操作方法】皮損區消毒後，用毫針在皮損部位點刺，每 1 厘米 × 1 厘米區域點刺 10 下左右，快進快出如拔毛狀，進針深度 0.1~0.3 寸。出針後不按針孔，有出血者輕輕擦淨血跡。其他面部和肢體穴位以常規瀉法。面部皮損區也可採用梅花針輕微叩

刺至微出血。大椎可點刺放血加拔火罐。每日或隔日針刺 1 次，10 次為 1 個療程。每療程間隔 7~10 天，直至病情緩解。本法適用於以紅斑為主的皮損，無膿皰或偶有膿皰的患者。

刺絡拔罐法

【取穴】大椎、脊柱兩側反應點

【操作方法】在大椎穴及第一至第十二胸椎兩側旁 0.5~1.5 寸處尋找反應點，多表現為結節、斑點，每次選取 1~4 個反應點，常規消毒後，用三棱針挑刺，擠出血 1~2 滴，然後使用閃火法拔罐，留罐 10~15 分鐘，起罐後用乾棉球擦淨血跡，再用酒精棉球局部消毒，隔日 1 次或每周 2 次，6 次為 1 個療程。療程間隔 7~10 天，直至病情緩解。本法適用於病程較短、症狀較重，熱象較明顯，皮損部丘疹、膿皰較多的患者。

梅花針法

【取穴】鼻贅局部

【操作方法】患者取仰臥位，皮損部位常規消毒，從皮損周邊與正常皮膚交界處開始，向皮損中心叩刺，刺激強度由弱到中等，患者稍覺疼痛，偶有隱隱出血。隔日或隔 2 日 1 次，10 次為 1 個療程。本法適用於鼻贅期患者。

西醫治療

　　內服藥：口服維他命 B 雜、抗生素如四環素（Tetracycline）類、土黴素（Oxytetracycline）、紅黴素（Erythromycin）、克拉黴素（Clarithromycin）、阿奇黴素（Azithromycin）和甲硝唑（Metronidazole）類藥物；異維 A 酸（Isotretinoin）。

　　外用藥：外搽硫磺（Sulphur）霜、甲硝唑霜，過氧化苯甲醯（Benzoyl peroxide）凝膠，壬二酸（Azelaic Acid）凝膠，紅黴素、克林黴素（Clindamycin）、他克莫司（Tacrolimus）、吡美莫司（Pimecrolimus）軟膏等。

　　其他療法：用冷凍、鐳射療法消除擴張的毛細血管。鼻贅期的損害則宜採用整形手術治療。

患者注意事項

　　1. **注意面部皮膚保養**：避免局部受到冷熱刺激。冬季寒風凜冽時外出戴口罩保暖；平時宜溫水洗臉，避免用冷水或過熱的水洗臉。有患者愛用冷水洗臉，因冷水洗過之後面紅可即刻減輕，但稍後因大腦的調節，面部血管反會擴張及血流加快，導致面部更紅。患者往往皮膚較敏感，要慎重選用面部護膚品，避免皮膚受刺激而加重炎症。

　　2. **日常調攝**：飲食宜清淡，忌食辛辣、酒類等刺激食物及飲品，少飲濃茶；保護腸胃健康，若伴有腸胃疾病，要同時治療；

保持心境平和，避免緊張、激動。

3. **注意個人衛生**：玫瑰痤瘡的發生與蠕形蟎感染有關，而調查發現人體蠕形蟎感染具有家庭聚集性，酒店房間的面巾和面巾掛杆上，蠕形蟎的污染率分別為 0.07% 和 0.03%，因此人體可以通過直接接觸或間接接觸而感染。要堅持維護個人衛生，不要與別人共用面巾。

三、濕疹

　　濕疹是臨床的常見、多發病，香港地區因氣候和飲食的特點，患病率更高。

　　很多人因皮膚瘙癢去看醫生，往往被告知是濕疹，但皮膚損害的表現可能並不一樣，有的表現為濕、出水，稱為濕疹理所當然，但有的皮損表現為乾燥脫屑，根本不出水，也稱濕疹，則不好理解。從西醫病名來看，濕疹的名稱為 Eczema，但在西醫皮科學中，還有 Atopic eczema（異位性濕疹）、Dyshidrotic eczema（出汗不良性濕疹）、Nummular eczema（錢幣樣濕疹）、Xerotic eczema（乾燥性濕疹）等病名。

　　那麼，濕疹究竟是一種甚麼病呢？嚴格來說，濕疹不是一種病，而是一類病，是一類特殊的過敏性、炎症性皮膚病的總稱。因為病因和皮損形態表現不同而有不同的、更具體的病名。

　　中醫對濕疹的認識歷史悠久，內容很豐富，歷代也因皮損的不同或部位的不同而有各異的病名，如浸淫瘡（皮損表現為滋水、滲出）、血風瘡（皮損表現為丘疹，搔抓後可出血，結血痂）、濕毒瘍（發生在足踝和小腿的濕疹，糜爛或潰瘍，經久不癒）、旋耳瘡（發生於耳部的濕疹）、乳頭風（發生在乳房的濕疹）、繡球風（發生在陰囊的濕疹）、四彎風（發生在肘窩、膕窩、足踝屈面的濕疹）、瘑瘡（發生在手部的濕疹）、奶癬（發生於嬰兒的濕疹）等。現代中醫學術界已制定了一個統一的名稱──濕瘡。

濕疹皮損有何表現？

因為濕疹是一類病，在皮損的表現上有以下共同的特點。

1. **對稱分佈**：皮疹在身體對稱性發生，如同時發生在雙側肘窩、膕窩

2. **多形損害**：可具有多種形狀的皮損，如紅斑、丘疹、水皰、糜爛、滲水、脫屑、肥厚等；急性期常表現為 " 濕 "，以丘疹、水皰為主，慢性期則常表現為 " 乾 "，以乾燥、脫屑、肥厚為主

3. **自覺瘙癢**：各種皮損均會造成輕重不等的瘙癢感，給患者帶來極大的痛苦

4. **反覆發作**：皮損常在同一部位或不同部位反覆發生，經治療後貌似已癒，突然又發，反反覆覆，可嚴重摧毀患者對治療的信心

西醫對濕疹病因病機的認識

西醫認為濕疹的病因病機複雜，患者具有一定的過敏體質，

容易在內外因素的影響下發生變態反應而發病。

　　變態反應一般是指人體受某些物質刺激後，引起組織損傷或生理功能紊亂的一種病理性過高免疫反應，又稱超敏反應。可引起超敏反應的物質稱為抗原。

　　免疫力是人體識別、消滅異物（抗原）以保持體內環境相對穩定的一種能力。通俗一點說，是機體免除異物對身體造成傷害的一種能力。"疫"指病，免疫即免除疾病的意思。所以免疫力實際是人所具有的一種複雜的生理性保護機能。當有異物進入人體，體內的抗體會回擊，消滅這些敵人。缺乏免疫力會造成人體的傷亡，那麼是否免疫力越強越好呢？也不一定。超乎正常的、過度的免疫反應，會造成草木皆兵的錯誤判斷，以致產生各種免疫性疾病，給機體帶來不利。變態反應或過敏反應，就是人體的一種過高的、過度的免疫反應，是人體的免疫功能失調的表現。這種過高免疫反應若發生在皮膚就可產生濕疹類病。

1. 外因

　　抗原物質是導致濕疹的常見外因。下表為常見抗原。

表 2.3　引起濕疹的常見抗原物質

	類別	舉例
食物	富含蛋白質的食物	蝦、蟹、牛奶、雞蛋和牛羊肉
	具有特殊氣味或刺激性的食物	葱、蒜、洋葱、芥末、辣椒和酒

食物	某些生吃的食物和蔬菜水果	生番茄、芋頭、黃瓜、茄子、芒果、草莓、榴槤、香蕉、鳳梨
	某些可能含細菌的食物	死魚、死蝦、死蟹和不新鮮的肉類
	某些含真菌的食物	蘑菇、酒糟、米醋
	某些種子類食物	豆類、花生、芝麻、腰果、開心果、杏仁
	食品中所含的添加劑	調味料、防腐劑、抗氧化劑、香料、色素、催熟劑、增稠劑
藥物	解熱鎮痛藥	阿司匹靈
	抗生素	青黴素、鏈黴素、卡那黴素、慶大黴素
	安眠鎮靜藥	苯巴比妥
	其他	磺胺類藥，異種血清製劑及疫苗
接觸物	化學性物質	化妝品、染髮劑、洗滌劑、含有鎳或鍍鉻的金屬飾物、水泥、染料、顏料、化纖織物
	植物性物質	漆、蕁麻、除蟲菊（殺蟲劑）和花粉等
	生物性物質	昆蟲的毒液、毒毛、塵蟎、動物的皮毛和人的唾液、精液等

• 食物除可以作為抗原引起過敏外，有些還含有可直接引起過敏反應的物質組織胺，如腐壞的海蝦、香蕉、鳳梨、茄子、葡萄酒、牛肉和雞肝臟等。

• 某些中藥因炮製和運輸過程中的污染，或用量過大，也有可能致敏。

- 此外，微生物如細菌、黴菌和病毒等都可導致濕疹。如 20 世紀 80 年代末提出了超抗原學說，超抗原是一種由細菌外毒素所構成的抗原物質，能使多數 T 淋巴細胞活化而產生免疫反應，研究證明金黃色葡萄球菌分泌的超抗原是誘發或加重濕疹的原因之一。研究也證實致病微生物導致的感染是濕疹發生的因素之一。

濕疹的外因除以上所述外，還有如下因素。

- 環境因素：如電子器材所產生的電磁輻射，煙霧，塵蟎，強烈的日光或紫外線照射，突然變化的氣候和炎熱或寒冷、乾燥或潮濕的季節等，均可誘發或加重病情。

- 物理性因素：摩擦、搔抓、出汗、異物刺激、昆蟲叮咬和螫傷等，都是濕疹的激發因素，嬰兒患者對這些刺激因素更敏感。

2. 內因

- 遺傳因素：受遺傳控制的個體敏感性，對濕疹的發生和轉歸有重要的調控作用。某些類型的濕疹與遺傳有密切的關係，如異位性皮炎，約 70% 的患者有家族史。

- 精神因素：各種不良的情緒如苦悶、憂慮、緊張、激動等，可導致機體新陳代謝障礙和內分泌功能失調，從而與濕疹的發生有關。如不少患者在學習、工作緊張時皮疹易發生或加重。

● 其它因素：體內疾病如慢性膽囊炎、扁桃體炎、齒齦炎、副鼻竇炎、腸寄生蟲病等，可誘發或加重濕疹；血液微循環障礙、身體的質素和氧自由基代謝及內分泌因素等都可能與濕疹的發生有關，如某些婦女月經期或月經前後病情會加重。

中醫對濕疹病因病機的認識

1. 稟賦不耐

稟賦不耐指患者先天稟賦不足的特異性體質，即西醫所説過敏性體質。稟賦不耐是濕疹的發病基礎，往往先有這個前提，下述的幾個因素才會引起濕疹。

2. 外邪侵襲

稟賦不耐的人在外邪的侵襲下易發生濕疹。外邪即體外的致病因素，包括風、濕、熱、毒、蟲等。風、濕、熱邪有異常氣候的含義，如遇寒風襲擊，或處於濕、熱的環境中容易發濕疹；風、濕、熱邪也含有細菌、真菌、病毒的意思，人感染後也會發病，有些人感冒後濕疹會加重就有這方面原因。毒主要指食物毒、藥毒、蟲毒、光毒、漆毒等，相當於西醫所説的能引起過敏的食物、藥物、昆蟲、紫外線等，漆毒泛指一切可以通過接觸引起過敏的物質。蟲指一些可以致病的昆蟲，如毛蟲、蝨子、跳蚤、塵蟎等。

3. 飲食不當，脾胃損傷

飲食不當指吃的食物不合適，或飲食沒有規律，沒有節制。如過量食用寒涼食物、飢一頓飽一頓、經常吃得太飽等，都會傷脾胃。在中醫理論中，脾胃與人體水液代謝有關，如果脾胃受傷，代謝後的水液不能正常排出體外，則容易溢於皮膚而發濕疹。此外，魚蝦、海鮮、辛辣等食物，中醫稱"發物"，容易引起人體過敏，稟賦不耐的人若誤食則會發病。

4. 血熱蘊膚

血熱指身體有內熱，有血熱的人為熱底。血熱易導致皮膚紅癢。此病可以由很多因素引起，如過量食用牛羊肉、辣椒等辛辣熱性食物容易血熱；情緒不佳、生氣、着急、憂慮、不開心、煩躁、緊張、激動等，日久都會生熱，導致血熱。

5. 氣血津液虧虛

氣血津液虧虛的人，身體虛弱，皮膚抵抗力不好，容易感受外邪，令濕疹反覆發作。另外，血虛、津液虛明顯者，皮膚會表現乾燥、甩皮、皸裂和痕癢。

從以上所述可知，不論是中醫還是西醫，對濕疹的發病都強調自身的因素和外來的因素，首先具有過敏體質，然後在外在因素的刺激下發生過敏反應，故此濕疹的發生是由於內部因素和誘發因素綜合所致。這是很重要的一點。經常有患者詢問，我的病能斷根嗎？我的回答是：天生的過敏體質不能斷根，但身體內外的誘發因素可以避免，一個巴掌拍不響，只要能杜絕誘發因素，濕疹是可以不發病的。

濕疹的斷症依據和鑑別診斷

濕疹斷症的依據主要是：(1) 皮損可發於身體任何部位，多屬對稱性分佈；(2) 皮損以紅斑、丘疹及丘皰疹為主的多形性損害，有滲出傾向，瘙癢劇烈；(3) 可發生於任何年齡的人羣，患者多具有過敏體質；(4) 易於復發和趨向慢性化。

西醫的分型

西醫根據病期和皮損的特點，將濕疹分為急性濕疹、亞急性濕疹和慢性濕疹。不同時期的濕疹其皮損表現有區別。

1. **急性濕疹**：見於發病初期，常為多數密集的米粒大小的紅色丘疹和丘皰疹，搔破後糜爛、流水、結痂，若繼發感染可有膿皰、膿液和膿痂。自覺瘙癢劇烈和灼熱感。（參考圖 013，頁 320）

2. **亞急性濕疹**：見於急性期緩解的過程或是急性濕疹向慢

性期過渡中。皮損以暗紅斑、丘疹、結痂、鱗屑為主，間雜有少量丘皰疹及輕度糜爛、滲出。自覺劇烈瘙癢。（參考圖 019，頁 321）

3. **慢性濕疹**：常由於急性和亞急性濕瘡處理不當，長期不癒，或反覆發作而成。皮損多局限於某一部位，如面部、小腿、手足、肘窩、膕窩、外陰、肛門等處，表現為散在紅斑及丘疹、抓痕，皮膚乾燥，苔蘚樣變（參考圖 011，015，頁 320 ～ 321），病變部位皮膚粗糙或肥厚，色暗紅或紫褐色；皮損表面常附有鱗屑，或有血痂，病變部位的皮膚可呈黑褐色或白色，發生於手足及關節部位者，常易出現皸裂。自覺陣發性瘙癢，夜間或精神緊張、飲酒、食辛辣發物時瘙癢感加劇。病程較長，時輕時重，可遷延至數月甚至數年，常反覆呈急性或亞急性發作而出現急性或亞急性期的皮損（參考圖 019，頁 321）。

中醫的分型

中醫根據皮損的表現和全身症狀，一般將濕疹分為三個證候類型。

1. **濕熱浸淫**：發病急，皮損發紅發熱，輕度腫脹，丘疹或水皰密集，滲液流汁，瘙癢無休；全身症狀可見身熱，心煩，口渴，大便乾，尿短赤，舌質紅，舌苔白或黃，脈滑或數。該證候類型大致相當於急性濕疹，是熱邪和濕邪都比較重的表現。

2. **脾虛濕蘊**：發病較緩，皮損輕度潮紅，瘙癢，抓後糜爛滲水，可見鱗屑；全身症狀可見食慾不振，疲乏，腹脹，大便爛，舌質色淡，舌體胖，舌苔白膩，脈弦緩。該證候類型大致相當於急性或亞急性濕疹，是濕邪偏重熱邪偏輕的表現。

3. 血虛風燥：病程日久，皮損色暗紅或皮膚褐黑，或皮損粗糙肥厚，可有抓痕、鱗屑、血痂，瘙癢；全身症狀可見面色蒼白或萎黃，舌質色淡，脈細。該證候類型大致相當於慢性濕疹，是血液和津液虧虛的表現。如果皮損顏色偏紅，口乾，大便乾燥，舌質色紅，則為陰虛生熱的表現。

以上是中西醫根據皮損表現對濕疹的簡約分型。根據濕疹好發部位的不同，中西醫都將濕疹分為耳部濕疹、頭部濕疹、面部濕疹、乳房濕疹、臍部濕疹、手部濕疹、陰囊濕疹、女陰濕疹、小腿濕疹等。

1. 耳部濕疹（中醫稱為旋耳瘡、月食瘡）：多發生在耳後皺襞處，也可見於耳郭上部及外耳道，紅斑、流水、結痂、裂紋及出現鱗屑。戴眼鏡者，可因對鏡框的質材敏感而發生該病或加重病情。筆者的一位病人，耳郭濕疹常年不癒，在治療的過程中亦時時加重，有時累及眼周，詢問之下得知常戴眼鏡，鏡框為金屬，勸其更換眼鏡，並儘量少戴，之後漸癒。

2. 頭部濕疹：皮損初起常為紅色丘皰疹，抓後滲水、糜爛、結痂，繼續發展可以蔓延至大片頭皮，甚至累及整個頭皮，感染後可有膿液、膿痂，痂多時可將頭髮黏結成團，可出現臭味，甚至可使頭髮脫落。頭部濕疹常因頭部的脂溢性皮炎和染髮、洗髮、護髮用品而誘發。

3. **面部濕疹（中醫稱為面遊風）**：常見於額部、眉部、耳前及口周等處。皮損常為紅斑，其上有或多或少的鱗屑，易反覆發作，常因洗面乳和面部化妝品的刺激而誘發或加重。

4. **乳房濕疹（中醫稱為乳頭風）**：主要見於女性。常兩側對稱發生，損害局限於乳頭或乳房，乳頭的皮損常表現為潮濕、糜爛、流水，或皮損上覆蓋薄鱗屑，或結黃色痂皮，若反覆發作可開裂、感疼痛。乳暈或乳房的皮損常呈紅斑、丘疹或丘皰疹。乳房濕疹可因使用不合適的胸罩誘發，如為化纖材料，或型號偏小，穿戴後緊勒皮膚所致。筆者的一位乳房濕疹病人，表現為乳房多處紅斑，瘙癢，抓後可濕，經兩次治療後改善不明顯，後發現雙肩部有紅斑，考慮是胸罩的刺激所致，建議其更換棉質胸罩，且稍微調校得寬鬆一點，兩周後復診，乳房和肩部的皮損基本痊癒。

5. **臍部濕疹**：皮損為位於臍窩的鮮紅或暗紅色斑，可糜爛、流水、結痂，皮損邊界清楚，一般不會蔓延及臍外正常皮膚，常有臭味，病程較長。

6. **手部濕疹（中醫稱為瘑瘡、鵝掌風）**：極為常見，皮損好發於手指側面及指端，可蔓延至手掌、手背和手腕，常雙手對稱性分佈。皮損形態多樣，分別有急性期、亞急性期或慢性期的表現。手部慢性濕疹比較多見，皮損多表現為乾燥脫屑，或肥厚粗糙、開裂，指甲周圍的皮膚多腫脹，指甲可凹凸不平。手部濕疹多因接觸物的刺激誘發，雙手每天都會接觸不同的物質，故病情反覆發作，頑固難癒。

7. **陰囊濕疹（中醫稱為陰囊風、繡球風）**：皮損局限於陰囊皮膚，有時可蔓延至肛門周圍甚至陰莖部。有潮濕型和乾燥型兩種，潮濕型表現為整個陰囊腫脹、潮紅、輕度糜爛或流水、結痂；乾燥型常為慢性損害，陰囊皮膚肥厚，紋路加深，上面可覆蓋鱗屑，因經常搔抓有不規則小片黑斑或白斑。患處瘙癢劇烈，夜間更甚，常持續多年不癒。女性亦可於大陰唇及周圍皮膚出現濕疹，常表現為慢性，皮損肥厚，奇癢難忍。陰部的濕疹多因代謝障礙、消化不良、汗液浸漬、內褲和衛生巾的局部刺激引致。

8. **小腿濕疹（中醫稱為臁瘡）**：好發於小腿下三分之一處內側，常伴有青筋暴露，多由下肢靜脈曲張導致下肢血液循環障礙而引起，皮損為瀰漫密集丘疹、丘皰疹，顏色暗紅，可糜爛、流水，日久皮膚變厚，硬化，呈黑色，常伴發小腿潰瘍，經久不癒。（參考圖 027，頁 322）

9. **錢幣狀濕疹（中醫稱為金錢癬）**：濕疹的一種特殊類型，常見於冬季，與皮膚乾燥同時發生。好發於手足背、四肢伸側（西醫術語，"伸"側指身體可彎曲部位的外側，如背、下肢的前面，相對應的"屈"側指身體可彎曲部位的內側，如胸腹部、下肢的後面）、肩、臀、乳房等處，皮損散在分佈，邊界清楚，如錢幣狀，直徑約 1~3 厘米或更大，多為紅斑、密集小丘疹或丘皰疹，或糜爛、滲水。自覺瘙癢劇烈。病程較長，皮損消退後容易

復發，精神緊張或接觸刺激性物質可使本病加重，細菌感染也可誘發本病。（參考圖 028，頁 322）

中醫內治濕疹的代表方劑

中醫對濕疹的治療手段主要是中藥的內服和外用。選用甚麼中藥，首先要用中醫藥理論為指導。如痕癢是有風邪，要用祛風藥；滲水是有濕邪，要用祛濕藥；皮膚紅是有血熱，要涼血清熱；紅腫是有熱毒，要清熱解毒；乾燥、甩皮、皸裂是血液、陰液不足以潤膚，要滋陰補血。現代中醫還往往要參考中藥的現代藥理研究來用藥。臨床用於治療濕疹的中藥方劑和中藥可以有很多選擇，以下介紹高等院校教材中的三個代表方劑。

1. 濕熱浸淫型

龍膽瀉肝湯合萆薢滲濕湯加減：龍膽草 6 克，梔子 10 克，車前草 15 克，黃芩 10 克，苦參 10 克，茯苓 15 克，萆薢 10 克，木通 10 克，澤瀉 10 克，滑石 15 克，生地黃 15 克，赤芍 15 克。

方中龍膽草、梔子、車前草、黃芩、苦參清熱燥濕；茯苓、萆薢、木通、澤瀉、滑石利水滲濕；生地黃、赤芍清熱涼血。

本方中梔子、生地黃、赤芍均有致瀉作用，特別適用於兼有大便秘結的患者，若脾胃素虛，容易腹瀉者，可減少用量，或梔子、赤芍改用炒製品，或另加黨參、炒薏苡仁。苦參有較好的止癢作用，但可能誘發頭暈和過敏，故有眩暈病史和過敏體質的患者要慎用。本方苦寒之藥眾多，不可久服，中病即止，然後根據病情轉方。

2. 脾虛濕蘊型

參苓白朮散合除濕胃苓湯加減：茯苓 15 克，黨參 10 克，蒼朮 10 克，陳皮 10 克，薏苡仁 20 克，澤瀉 10 克，防風 10 克，白鮮皮 15 克，地膚子 10 克，黃芩 10 克，赤芍 15 克，生甘草 6 克。

方中茯苓、黨參、蒼朮、陳皮、薏苡仁、澤瀉健脾祛濕；防風、白鮮皮、地膚子祛風勝濕止癢；黃芩、赤芍清熱涼血；甘草補氣，生用兼有解毒作用。

3. 血虛風燥型

當歸飲子加減：當歸 10 克，川芎 10 克，白芍 15 克，生地 20 克，丹參 15 克，何首烏 15 克，玄參 15 克，麥冬 10 克，防風 10 克，荊芥 10 克，蒺藜 15 克，黃芪 10 克。

方中當歸、川芎、白芍、生地實為四物湯，有補血的功效，加何首烏補血潤燥止癢；玄參、麥冬滋陰潤膚；防風、荊芥、蒺藜疏風止癢；黃芪補氣，有助生血。

醫案 嬰兒濕疹 慎用苦寒藥

患病兒童，女，10個月大，因患濕疹來筆者處求診。其父母訴患兒出生2個月時即面部出現紅斑、水皰、滲水，之後全身遍發，曾看西醫，病情反反覆覆。就診時見全面發紅，口周圍尤甚，呈絳紅，口中流涎。耳郭下輕微皸裂，滲出之水已結成黃色漿痂。上肢和大小腿成片紅斑，肚腹和臀部亦有數片紅斑。患兒平素食慾欠佳，大便2、3天1次，睡眠欠安，煩躁哭鬧。舌質淡暗紅，舌苔白，脈細滑。

【處方】茯苓5克，生白术3克，枳殼3克，生薏苡仁5克，川萆薢3克，連翹心3克，蓮子心3克，竹葉3克，燈芯草1克，生首烏4克，生地黃4克，赤芍3克，生甘草2克，共5劑。另用荊芥10克，黃柏15克，地榆10克煲水外洗患處

【二診】症狀減輕，但仍食慾欠佳，小腿數處輕微糜爛濕潤，舌苔白膩，調整方劑如下：去蓮子心、生薏苡仁，加金銀花3克，澤瀉4克，白鮮皮5克，焦三仙（焦山楂，焦麥芽，焦神曲）各3克，共7劑

【三診】面和身皮疹基本已癒，食慾佳，涎水減少，大便已暢順，每日1次，睡眠亦安

【評述】本病案為嬰兒濕疹，中醫稱之為奶癬，多為胎毒內蘊，發於肌膚。由於嬰兒臟腑嬌嫩，脾胃不堅，若有先天胎毒，再加後天餵養失當，則易發濕疹。對嬰兒濕疹的治療有別於成人，落藥不能太重，如苦寒藥（黃芩、黃連、黃柏等）要慎用，因苦寒之藥易傷小兒稚嫩的脾胃，反可能加重濕疹。治療中要注意調理小兒的脾胃，善用健脾滲濕藥，如本案中的茯苓、生白术、枳殼、生薏苡仁，藥性平和清補祛濕。

此外，無論小兒食慾不振與否，都可選加消食化積藥，如本案中的焦三仙（焦山楂，焦麥芽，焦神曲）。小兒神經系統發育未全，易驚，心神不安又會加重瘙癢，故用藥可考慮兼具安神作用的藥，如本案中的竹葉、燈芯草，利濕兼具清熱除煩、寧心安神定驚之效。嬰兒濕疹用藥有一寶 —— 甘草，該藥補脾益氣，生用有清熱解毒之效，不但可解瘡毒，還可解食物中毒、藥物中毒。明代的《本草綱目》謂本藥"解小兒胎毒驚癇，降火止痛"，更妙的是甘草味甘甜，加入方劑中可緩和藥的異味，增加藥的甜味，小兒易於接受。但要注意用量不能太大，否則易導致水腫。

藥膳調養

濕疹在治療中可以配合食膳調理。以下介紹兩種簡便食療方。

1. **茯苓銀花湯**：茯苓 15 克，白朮 10 克，陳皮 10 克，薏苡仁 20 克，金銀花 10 克，防風 10 克，瘦豬肉 100 克

先將中藥用紗布包裹，然後與瘦肉一起煲湯，煲至肉爛去中藥，喝湯吃肉，可於 1 日內分 2~3 次吃完。可根據病情，每日 1 劑或 2 日 1 劑，直到皮膚狀況明顯好轉。

本食譜適合於濕疹皮膚發紅，有水皰、糜爛、滲水者，可見到舌頭紅，或舌面有一層黃膩苔。方中的茯苓、白朮、陳皮、薏苡仁有健脾祛濕之效，金銀花清熱解毒，防風祛風止癢。

2. **滋陰養血湯**：當歸 10 克，白芍 10 克，地黃 15 克，沙參 15 克，麥冬 10 克，瘦豬肉 100 克

先將中藥用紗布包裹，然後與瘦肉一起煲湯，煲至肉爛去中藥，喝湯吃肉。可於 1 日內分 2~3 次吃完。可 2 天 1 劑，皮膚的乾燥狀況改善後，可改為每周 1~2 劑，鞏固療效。

本食譜適合濕疹皮膚乾燥、粗糙、甩皮、皲裂者。方中的中藥全部具有養血或滋陰的功效。

中藥外治法

偏濕性的皮損如水皰、糜爛或滲水明顯，可選用黃柏 20 克，生地榆 20 克，馬齒莧 30 克，用 2 公升水浸藥 20 分鐘，再煲 20 分鐘，去藥渣。待湯水涼後，用消毒棉球外洗皮損，之後用 6 層消毒紗布浸透藥水進行冷濕敷，每次 20 分鐘，1 天敷 2~3 次。待皮損乾燥不再有濕，即可停止冷濕敷。

偏乾性的皮損，如皮膚乾燥、粗糙、脫屑、肥厚等，可選用各種軟膏、乳劑。目前香港市面有為數不多的中藥外用軟膏劑，患者可諮詢中醫師或藥房藥劑師選購。但各種外用藥都有致敏的可能性，在開始使用時，要密切觀察皮膚有無特別反應，如用藥後皮膚更紅更癢，即要適時停藥。

針灸治療

治療濕疹還可選擇針灸。針灸包括體針和耳針。針灸既能夠治標又能治本，特別在治本方面有獨特的優勢。針灸可啟動患者自身的調節系統來控制本病的發生發展。針灸和藥物配合應用，往往效果更好。

1. 偏濕性的皮損或急性濕疹，可選大椎、曲池、足三里、三陰交、風市穴；癢甚可配合谷；濕盛可配中脘、陰陵泉、豐隆；熱盛可配大敦穴點刺放血。根據病情輕重和患者體質，採用瀉法或平補平瀉法，每天 1 次，每次留針 20~30 分鐘。

2. 偏乾性的皮損或慢性濕疹，可選曲池、血海、膈俞、風門；癢甚加風市；心煩加神門。採用補法或平補平瀉法。

3. 不論何種類型濕疹，均可配合耳針。選穴為腎上腺、內分泌、皮質下、神門、風溪。用王不留行籽貼於穴位 5 天，每次貼一隻耳朵，兩耳輪換。急性和亞急性濕疹，可再於耳尖穴點刺放血。

醫案 認識異位性皮炎 —— 一種常見的濕疹類疾病

楊某，男，12 歲，全身反覆出現紅斑丘疹，並感瘙癢而求診。自訴嬰兒時即患濕疹，近幾年發作頻繁，常於頸彎、肘彎、膝彎和踝彎等處出現紅斑、丘疹，嚴重時可全身各處出現紅斑、丘疹，甚至水皰、滲水。皮疹癢甚，外用類固醇可較快緩解，但停用不久則復發，故轉而求診中醫。檢查可見額部和口周紅斑，佈滿細碎鱗屑，頸彎紅及乾燥，肘彎、膝彎皮膚色褐黑，乾燥粗糙，腹背部皮膚呈雞皮樣。身體較瘦弱，平素食慾較差，易疲乏，易感冒。有哮喘病史和鼻敏感病史，其父親有濕疹病史。

【評述】病情類似本病案的患者，來求診時常說自己有濕疹，但實際這只是廣義概念上的濕疹，正確的診斷應該是異位性皮炎（Atopic dermatitis），又稱異位性濕疹（Atopic eczema）。這是香港地區一個常見的濕疹類疾病，對病人的影響很大，可從嬰兒期遷延到成人期，反覆發作，瘙癢明顯，給人帶來極大的痛苦。該病的斷症依據主要是：1. 瘙癢；2. 有慢性復發性皮炎；3. 有典型的皮損形態和分佈：嬰兒和兒童期為滲出性、濕疹樣皮疹，主要分佈於面部和四肢伸側；青少年和成人期為苔蘚化皮損，主要分佈於肢體屈側（頸前、肘窩、膕窩或踝前）或伸側；4. 有個人或家族遺傳過敏病史（哮喘、過敏性鼻炎和異位性皮炎等）。此外有一些較次要的症狀，如全身皮膚乾燥史或魚鱗病、皮膚易感染、唇炎、眼眶周黑暈、毛孔周圍隆起、面色蒼白或面部皮炎、眼結膜炎等，血化驗免疫球蛋白 E 數值高。

中醫稱此病為四彎風，認為此病與先天之腎不足和後天之脾虛有關。先天之腎不足表現在該病多有遺傳因素，後天之脾虛表現在患者常常胃腸功能不好、身體弱、抵抗力差，故容易感冒或皮膚反覆感染，容易發生膿皰或其他感染性皮膚病。在治療上除按照前述濕疹的證候類型辨證施治外，還要加強補腎補脾。

西醫治療

1. **全身性治療用藥**：口服或肌肉注射抗組胺藥；口服或靜脈滴注鈣劑；嚴重者口服或靜脈滴注皮質類固醇激素；口服免疫抑制劑或肌肉注射免疫增強劑；繼發皮膚感染者需口服或注射抗生素。

2. **外治採用不同的藥物和劑型**：急性期滲出階段用硼酸液、醋酸鉛液、高錳酸鉀液或生理鹽水做冷濕敷；急性期和亞急性期見紅斑、丘疹、水皰，用洗劑（也稱振盪劑），如爐甘石洗劑、氧化鋅洗劑等外塗；亞急性期和慢性期用焦油類和皮質類固醇激素乳劑或軟膏外塗；慢性肥厚性皮損，局部注射普魯卡因和皮質類固醇激素。近年出現新型的外用免疫抑制劑如他克莫司軟膏（Tacrolimus ointment），具有局部免疫調節、抗炎及止癢等多重作用，同時沒有皮質類固醇激素的某些副作用如皮膚萎縮。

濕疹的預防和日常調攝

1. 儘量避免外來因素

患者或幼兒的家人，要時時注意能誘發反應的因素。誘發因素對每個個體來説都不完全一樣，前面提到的常見抗原是一般而言，不同的個體會有不同的誘發因素。此外還有氣溫變化、精神因素，日光照射、對化學纖維和羊毛內衣的敏感、搔抓和熱水燙涼水凍的物理因素，都要注意避免。已經過敏，即身體已被致敏的患者，更要小心，因致敏後容易發生交叉反應，對原先不敏感的因素都可能變得敏感，故應該儘量不吃一切可疑食物，不接觸一切可疑物品。

2. 小兒預防

- 保護小兒的脾胃，避免過量餵食；嬰兒儘量用母乳餵養，不宜過早用牛奶；斷奶後飲食不要過於寒涼，如飲涼茶、冰水，吃冰鎮食物等

- 食母乳的嬰兒患者，其母親要戒口，不吃海鮮、牛羊肉等易引發濕疹的食物

- 為防止嬰兒對牛奶過敏，可以在服用前先煮滾

- 常剪指甲，嬰兒帶手套，防止搔抓做成皮膚損傷，抓傷後易感染

- 在濕疹發作期，不要打預防針，容易發生不良反應，令病情加重

3. 合理飲食

飲食要節制，定時適量，不能饑飽失常或暴飲暴食，還要避免過量食用寒涼食物，以防損傷脾胃。濕疹病人要注意戒口，不

吃可能引起過敏的食物外，還要注意飲食宜清淡而富有營養。家人可以根據患者舌苔的變化調整飲食，如舌苔膩，切勿吃油膩難消化的食物，可用薏苡仁、白扁豆煲粥，或喝冬瓜湯；如果沒有膩苔，舌頭紅，是有熱，可以常吃黃瓜、苦瓜、藕、綠豆；如果舌苔不膩，舌頭顏色淡，又經常消化不好，可以常用茯苓、白朮、淮山、薏苡仁、紅棗煲湯。

4. 體育鍛煉

運動不但可以增強體質，還可以調節情緒。除一般的運動如打球、跑步、游水外，可以練氣功、瑜珈，氣功和瑜珈可以調整植物神經系統功能和內分泌功能的失調。

5. 情志調攝

避免精神刺激，避免過極的情緒。患者自己要善於化解不良情緒，可以轉移思緒，聽有疏緩情緒作用的音樂等。家人要關心和愛護患者，幫助他們渡過難關，不要因為他們久病而顯得不耐煩。

四、蕁麻疹

蕁麻疹（Urticaria）是一種皮膚出現風團、時隱時現的瘙癢性、血管反應性皮膚病。幾乎每個人都有過發風團的體驗，它驟起驟退，像風一樣來無蹤去無影，來時突然瘙癢無度，搔抓成片，去時風平浪靜，皮膚不留任何痕跡，所以中醫稱它為癮疹，亦稱風疹。

蕁麻疹本身是一個獨立的疾病，但風團又是許多疾病的症狀之一。由於各種因素致使皮膚黏膜血管發生暫時性炎性充血與大量液體滲出，造成皮膚局部水腫性的損害，形成風團。除皮膚出現風團有劇癢之外，還可能有發熱、腹痛、腹瀉或其他全身症狀。

蕁麻疹是怎樣發生的？

蕁麻疹的病因複雜，臨床大約有 70% 的患者不能明確原因。常見誘發原因可參見"濕疹"一節，如藥物、食物、吸入物、感染、物理刺激和昆蟲叮咬等。

蕁麻疹發病機制有變態反應性和非變態反應性兩種。其變態反應多數屬於 I 型，少數屬於 II 型或 III 型；非變態反應性是由於某些物質如藥物、毒素、食物等進入人體後，間接產生一些過敏毒素，或直接刺激免疫相關細胞（肥大細胞）釋放組織胺等物質引起發病。產生的炎症介質作用於皮膚或黏膜的微小血管，使小血管擴張及通透性增強，血漿外滲而出現局限性水腫，即風團。水腫發生在真皮淺層，但巨大型蕁麻疹的水腫卻可累及皮下組織。

變態反應是機體對接觸的抗原物質的一種異常反應，常於第二次接觸該抗原後產生特異性的增強性反應，對機體造成不利的後果。變態反應共有四個類型。

1. I 型變態反應，又稱即刻型過敏反應，此為臨床最常見的一類，當抗原進入機體後，產生特異性 IgE 抗體，當再次接觸抗原，則發生過敏反應，往往導致平滑肌痙攣、微血管擴張、血管通透性增強、血漿外滲和組織水腫等徵狀。異位性皮炎、蕁麻疹、支氣管哮喘、過敏性鼻炎等常見此型反應。

2. II 型變態反應，又稱細胞毒型變態反應，半抗原性物質與紅細胞、白細胞或血小板結合成全抗原，刺激機體產生 IgG 或 IgM 抗體，當抗原物質再次進入人體而附着血細胞表面，與血液中的抗體 IgG 或 IgM 結合，就會發生抗體攻擊血細胞，發生紅細胞溶血或白細胞及血小板減少。藥物過敏、異型輸血反應、細菌或病毒感染等都可發生此型反應。

3. III 型變態反應，又稱免疫複合物型變態反應，當進入人體的抗原量略超過血中抗體（IgG 或 IgM）量時，在血循環中可形成免疫複合物，較容易沉積於心、腎、關節腔等處的血管壁，之後發生變態反應，使血管通透性增加及組織水腫，此型常見於蕁麻疹、變應性血管炎、系統性紅斑狼瘡、腎小球腎炎、腎炎等疾病。

4. IV型變態反應，又稱遲發型超敏反應，屬細胞免疫，抗原進入人體後經處理傳遞給 T 淋巴細胞，產生致敏性淋巴細胞，經血液到達全身各處，再次接觸該抗原後會釋放淋巴因子，產生炎症反應。細菌、真菌、病毒、寄生蟲、蟲咬等引起的變態反應、接觸過敏性皮炎等常屬於這一型。

中醫對蕁麻疹病因病機的認識

中醫稱蕁麻疹為癮疹、風疹，認為稟性不耐，複受邪氣刺激，是本病發生的根本原因。稟賦不耐指患者先天稟賦不足的特異性體質，即西醫所説的過敏性體質；而邪氣有內外之邪的不同。

1. 皮膚衛外不固

在正常生理狀態下，營血行於脈中，衛氣行於脈外，固護脈中之營血，使營血能正常在脈內流行，中醫稱此為營衛協調，營衛協調則體表肌膚正常。若皮膚抵禦能力不足，風熱或風寒之邪入侵，客於肌表，使營衛失調，衛氣不能外護，則營陰不能內守而外泄，即可發生風團。蕁麻疹的發病，最具有中醫所稱之"風邪"的特點，善動不居，來去迅速，具有升發、向上向外的特性，最易傷及皮膚而發疹，故風邪是癮疹的主要病因。

2. 內風搏結於皮膚

除外來的風邪外，人體內部也可產生風邪，為中醫所稱的"內生五邪"之一，多為虛風。氣血不足、情志內傷、沖任不調和肝腎不足，都可導致虛風內生。慢性蕁麻疹的發生，常與虛風有關。

3. 飲食不當

飲食不當導致脾胃受傷，水濕內停，鬱蒸於肌膚可致局部水腫而發風團。

蕁麻疹的斷症依據和鑒別診斷

西醫的分型

根據病程的不同，可分為急性蕁麻疹和慢性蕁麻疹。

1. **急性蕁麻疹**：常急性發作，皮膚突然瘙癢，搔抓之後很快出現大小不一的風團，可互相融合成大片，風團多色紅，或白，或與膚色相近。少數發生於眼瞼、口唇、陰部等組織疏鬆處，可有浮腫，邊緣不清。數小時內皮疹消退不留痕跡。但新的皮疹繼續發生，此伏彼起。少數急性者發生於胃腸道可有腹痛、腹瀉；發生於喉部黏膜，可引起喉頭水腫而呼吸困難。（參考圖 007，頁 320）

2. 慢性蕁麻疹：風團時多時少，反覆發生，持續超過 6 周以上，可達數月甚至數年。部分患者發作情況有時間性，如晨起或臨睡前加重。

除以上分型外，西醫還根據病因和症狀表現對一些特殊的蕁麻疹進行如下分型。

1. 人工蕁麻疹：先感覺局部灼熱瘙癢，搔抓後出現與抓痕形態一致的線狀風團。或在衣物緊束壓迫處如腰帶、襪帶、胸罩處發生風團，停止刺激後風團很快消退。病程可達數月或數年。

2. 寒冷性蕁麻疹：風團的發生與冷刺激有關，如接觸冷水、冰塊或者冷風吹拂後發生風團。筆者有數個病人只要進入有冷氣空調的環境即會發病。

醫案 遇寒發風團　寒冷性蕁麻疹

李某，女，2009 年 8 月 6 日初診。主訴全身反覆發風團 1 個月餘。1 個多月前雙手指、足趾浸涼水後紅痛，飲凍飲則唇紅，同時唇和咽部有麻痹感，以後受涼風則全身發風團。有一次凍可樂接觸手臂，接觸處即發大片風團。食慾欠佳，大便不暢通，易噁心，常頭暈、頭痛，感疲乏，痛經。無其他病史。舌質暗，有齒痕，苔白糙，脈沉細緩滑。

【診斷】寒冷性蕁麻疹，中醫病名癮疹

【中醫辨證】陽虛血瘀，風濕蘊膚

【治法】溫陽活血，健脾祛濕

【處方】桂枝 10 克，炙麻黃 8 克，生薑 2 片，大棗 8 克，茯苓 15 克，黨參 10 克，澤瀉 10 克，大腹皮 15 克，防風 10 克，荊芥 10 克，熟大黃 10 克，當歸 10 克，紅花 10 克，赤芍 10 克，細辛 3 克，炙甘草 6 克。共服 7 劑

【二診】風團發作次數減少，其餘各症狀均減輕，守前法，在前方的基礎上加減治療 3 周癒

【評述】本案為典型的寒冷性蕁麻疹，患者的症狀和舌脈都表現體質為陽虛，陽虛不能運血則血瘀，故有痛經且舌質暗，陽虛不能運濕則水停，遇涼則進一步傷陽，血瘀濕停阻於肌膚發為風團。經溫陽活血、健脾祛濕治療後，陽回血運濕消而癒

3. **小丘疹狀蕁麻疹**：又稱膽鹼能性蕁麻疹，常於運動、發熱出汗或情緒激動時發生。皮損為小片風團，周圍有明顯的紅暈。有時僅表現皮膚劇癢而無風團。

4. **血管性水腫**：又稱巨大性蕁麻疹。突然發生局限性水腫，多見於組織疏鬆處，如眼瞼、口唇、包皮、陰囊、口腔黏膜、舌、咽喉等。水腫處呈膚色或蒼白，或淡紅，邊界不清，壓之無凹陷，可微癢或有麻脹感。咽喉部受累可聲嘶、呼吸困難。水腫常在同

一部位反覆發生。

咽喉水腫的危險性

患者，男性，8 歲，因反覆發生口唇腫和耳郭腫而求診。求診刻下可見下唇腫脹，診斷為血管性水腫。其父母告訴筆者，患兒對味精敏感，有一次全家到酒樓吃飯，患兒突然口唇腫，同時呼吸極度困難，馬上乘坐的士到醫院搶救，從此不敢帶患兒外出吃飯。蕁麻疹不是一個大病，一般僅局部發生風團、水腫，但發生在咽喉部卻可能要命，故患有此症者要特別注意。

與藥疹的鑒別

風團有時是其他病的一個症狀，如藥疹的 "蕁麻疹和血管性水腫型"，其皮損表現就是風團，症狀表現與急性蕁麻疹相似，但較一般蕁麻疹的風團色澤紅，持續時間長，通過詢問用藥史可以鑒別。常見致敏藥物有解熱鎮痛藥、抗生素、安眠鎮靜藥、磺胺類、異種血清製劑及疫苗等。

中醫的分型及治療

1. **風熱犯表型**：風團色紅，灼熱劇癢，遇熱則皮疹加重。或伴有發熱，咽喉腫痛。苔薄白或薄黃，脈浮數。

治以疏風清熱，方用消風散加減：荊芥 10 克，防風 10 克，牛蒡子 10 克，蟬衣 9 克，當歸 10 克，苦參 10 克，生石膏 20 克

（先下），蒼朮 10 克，木通 10 克。每日 1 劑。

2. 風寒束表型：風團色白，遇寒加重，得暖則減。舌淡，苔白，脈浮緊。

治以疏風散寒，方用麻黃桂枝各半湯加減：炙麻黃 6 克，桂枝 10 克，苦杏仁 12 克，白芍 10 克，生薑 6 克，大棗 5 枚，甘草 6 克，荊芥 10 克，防風 10 克。每日 1 劑。

3. 胃腸濕熱型：風團大，色紅，伴脘腹痛，噁心嘔吐，便秘或泄瀉。舌紅，苔黃膩，脈弦滑數。

治以疏風解表，通腑泄熱，方用防風通聖散加減：防風 10 克，荊芥 10 克，炙麻黃 6 克，連翹 15 克，蒼朮 10 克，茯苓皮 15 克，大黃 8 克，黃芩 10 克，石膏 20 克，滑石 20 克，川芎 10 克，丹皮 15 克，甘草 6 克。每日 1 劑。

4. 血虛風燥型：反覆發作，遷延日久，午後或夜間加劇。或伴心煩，口乾，手足心熱。舌紅少津，脈沉細。

治以養血祛風潤燥，方用當歸飲子加減：當歸 10 克，川芎 10 克，白芍 10 克，赤芍 10 克，生地黃 15 克，製何首烏 15 克，黃芪 15 克，甘草 6 克，荊芥 10 克，防風 10 克。每日 1 劑。

當歸飲子出自明代王肯堂的《證治準繩》，其功效為養血滋陰、益氣固表、疏風散邪，自古至今均用於治療血虛型的瘙癢性皮膚病，療效很好，近年有動物實驗研究證實，當歸飲子可通過干預 T 細胞異常分泌相關細胞因子，而抑制蕁麻疹發病。

以上證候類型是目前國內大學教材的分類法，包括了急、慢性蕁麻疹的治療。慢性蕁麻疹的病因複雜，臨床所見往往比以上中醫的證型多，需要仔細辨證，並要結合局部和全身辨證。有時臨床無證可辨，即各種症狀均不明顯，連風團的性質也寒熱不清，可選用趙炳南老中醫的多皮飲，該方對治療慢性蕁麻疹有一定的療效：桑白皮 15 克，地骨皮 15 克，五加皮 15 克，乾薑皮 6 克，大腹皮 15 克，白鮮皮 15 克，赤苓皮 15 克，冬瓜皮 15 克，扁豆衣 15 克，川槿皮 10 克，丹皮 15 克。

藥膳調養

1. 紫紅草湯：紫草 15 克，紅棗 15 克，甘草 6 克

加水煎湯，放適量砂糖，1 日內分 2 次飲用。本品適用於風熱型蕁麻疹，表現風團色紅者。紫草涼血活血，血行風自滅；紅棗、甘草補脾胃祛濕，且都有抗過敏作用。

2. 桂枝薑皮大棗湯：桂枝 10 克，生薑皮 6 克，紅棗 8 枚

煎水取汁，加米及水適量，煮成粥。此為 1 天的分量。本品適用於風寒型蕁麻疹。桂枝散寒祛風；乾薑皮走皮膚，祛皮膚之風寒；紅棗健脾，味甜調味，且有抗過敏作用。

3. 山藥薏仁赤豆湯：山藥 50 克，薏苡仁 30 克，赤小豆 30 克

加水煮至豆爛，再入米 50 克，煮粥，加白糖，隨意服食。

本品健脾祛濕，適用於脾胃虛弱的慢性蕁麻疹。

針灸治療和中藥外治

毫針（體針）

1. **風熱犯表型**：可選主穴大椎、膈俞、曲池。配穴合谷、少商。大椎穴用三棱針點刺放血，再用 2 號火罐拔罐 15 分鐘。膈俞、曲池用瀉法，強刺激。

2. **風寒束表型**：可選主穴大椎、合谷、風門。配穴腰以上者配曲池、風池；腰以下者配血海、三陰交。均用瀉法，強刺激。大椎穴針刺後可加艾條灸。

3. **胃腸濕熱型**：可選主穴足三里、天樞、內關、大腸俞。配穴選中脘、神闕。主穴均瀉法，強刺激，神闕用閃火法拔罐。

4. **血虛風燥型**：可選主穴脾俞、血海、氣海。配穴選足三里、風門、神闕。均用平補平瀉法，或針後加灸，神闕用閃火法拔罐。

灸法

選血海、膈俞、神闕，隔薑懸灸，每穴 10 分鐘；或肩髃、湧泉、曲池、曲澤、合谷、至陰、大杼穴，艾條灸，每穴 2~3 分鐘，每天 1 次。

外洗

香樟木或蠶砂 30~60 克，煎水外洗。蕁麻疹風團消失較快，一般不需藥物外治，若消失較慢又不能耐受瘙癢，可用本方外洗。

西醫治療

1. **內服藥**：抗組胺藥物多用 H1 受體拮抗劑，療效不佳者，合併使用 H_2 受體拮抗劑；皮質類固醇激素；維他命 C，鈣片。

2. **外用藥**：爐甘石洗劑（Calamine）或其他溫和止癢劑。

蕁麻疹的預防和日常調攝

1. 忌食易致敏的食物和藥物，避免接觸致敏物，積極治療某些全身性疾病，從源頭上杜絕蕁麻疹的發生。慢性蕁麻疹的療效主要取決於患者，若患者不忌口，不注意避免誘因，則難以避免復發。

2. 注意氣溫變化，自我調攝寒溫，加強身體鍛煉，增強體質。蕁麻疹，尤其是慢性蕁麻疹的發生，往往和體質虛弱有關，只有正氣強盛，衛外固密，才能避免風邪的侵襲。有研究報告指出，感染是引起兒童急性蕁麻疹的最主要原因，認為這可能與兒童免疫功能尚未健全有關，故對平常體質較弱的兒童要加強調護。

醫案 蕁麻疹病因的複雜性

黃某，男，2012 年 3 月 26 日來診。自訴 3 個月前開始無故上下唇腫，反覆發作 3 次，服抗過敏西藥可消，之後身體、四肢反覆出現風團。食慾尚好，二便調，常噯氣。頸前小片紅斑，舌質淡暗，苔白根部微膩，脈弦。診斷為癮疹，中醫辨證為肝鬱脾虛，濕蘊血瘀，治以疏肝健脾，活血祛風。

斷續治療 3 個月，期間曾訴咽中有黃痰，身、四肢發風團的同時口唇麻、項背發緊，辨證採用清熱化痰法，健脾和胃法，病情可減輕，但始終不能痊癒。後停診 1 個月，再來診時告知前周檢查牙齒，發現左下一磨牙牙周炎已化膿，牙醫放膿後，風團的發作明顯減少，追問最近幾個月是否一直牙痛，回答肯定，並説自己都沒在意，故沒有對筆者提過此症狀。按健脾祛濕，活血祛風法治療，2 週後再來診告知風團已不再發。

【評述】本案説明了蕁麻疹病因的複雜性，當誘因始終存在時，蕁麻疹是難以痊癒的。本案的誘因就在牙齦的病灶，去除誘因後，實際不藥而癒，後來的藥方僅幫助患者儘快恢復體質。故在治療慢性蕁麻疹時要盡量多了解患者的身體情況，患者也要將自己的所有不適都告訴醫生，以便快速而準確地查出原因。

五、銀屑病（牛皮癬）

　　銀屑病（Psoriasis）是一種常見的、慢性易復發的紅斑鱗屑性皮膚病。它的特點是在皮膚紅斑上覆蓋有銀白色鱗屑。該病以前曾被翻譯為"牛皮癬"，20 世紀 50 年代中國國內的皮科專家根據該病的皮損特徵，已正式更名為"銀屑病"，但香港地區現在仍習慣稱此病為牛皮癬。該病是一種病因尚不明確的皮膚病，反覆發作，纏綿難癒，不能根治，外觀不雅，具有不同程度的瘙癢，給患者帶來極大的痛苦，被皮膚科稱為"不死的癌症"。

　　中醫稱銀屑病為白疕，古文獻中還有其他的名稱如白殼瘡、乾癬、白癬、松皮癬、狗皮癬、蛇蝨等。

　　銀屑病分為尋常型和特殊型兩大類。尋常型是最常見的一個類型，絕大部分銀屑病都屬於這一型；特殊型又分為關節炎型、紅皮病型和膿皰型。本文主要闡述尋常型銀屑病。

銀屑病具有比較特異的皮損

　　銀屑病的皮損，可以用"紅色丘疹，白色鱗屑，發亮薄膜，篩狀出血"16 字概括。

　　1. 紅色丘疹：初起多為針頭至綠豆大小的紅色斑丘疹，邊界清晰。以後可逐漸增大或多個斑丘疹融合，形成形狀各異、大小不等的紅色斑塊。（參考圖 020，頁 321）

　　2. 白色鱗屑：在紅斑上覆蓋有多層乾燥的灰白色或銀白色的鱗屑，或薄或厚，刮除後又很快再生。鱗屑可頻頻脫落，或堅硬堆積如蠣殼。（參考圖 012，頁 320）

　　3. 發亮薄膜：刮去鱗屑後，可見一層淡紅半透明而發亮的薄膜，稱為"薄膜現象"。

　　4. 篩狀出血：繼續輕刮薄膜，可出現散在的細如針尖的出血點，猶如從篩子中擠出，稱為"篩狀/點狀出血現象"。

銀屑病是怎麼發生的？

　　銀屑病的病因和發病機制至今仍不完全清楚，目前研究認為本病與遺傳、免疫功能紊亂、感染、精神因素及其它環境因素有關。發病機理主要是表皮過度增生、血管增生和炎症的發生。

　　1. 遺傳因素：銀屑病具有遺傳傾向，是一種多基因複雜遺傳性疾病，每個基因對疾病形成的作用微小，但當多個基因作用疊加或有後天誘發因素的參與，則可發病。目前已經發現至少 32 個基因與銀屑病的發生有關。不同的基因表達與不同類型的銀屑病有關。正因為銀屑病的發生與遺傳有關，所以在人類還沒有掌握基因治療的法寶之前，不能說銀屑病可以根治。

知多一點點 銀屑病患者的後代一定會患銀屑病嗎？

有人以為，銀屑病既然是一種遺傳性疾病，後代也不可避免會患銀屑病。但答案是否定的。銀屑病具有遺傳性，主要是指銀屑病患者家族成員有易患銀屑病的傾向，而且這種易患傾向與多基因有關，多個基因並不一定都遺傳給下代，即使都傳給了下代，如果沒有後天誘發因素的影響，也不一定發病。所以，銀屑病患者可以與正常人一樣擁有健康的後代。只是在日常生活中，有銀屑病家族史的人，要比其它人更注意避免誘發因素。

2. 免疫功能異常：大量臨床觀察和免疫學研究證實，銀屑病的發生與免疫功能異常有關。一般認為銀屑病皮損的發生，主要與一種免疫細胞——T 淋巴細胞有關。T 淋巴細胞被致病因素啟動後，可以產生很多種細胞因子，它們引起炎症，並使表皮異常增殖及毛細血管增生，而產生銀屑病的特徵性皮損。

3. 感染因素：銀屑病的發生與細菌、真菌及病毒感染有關。

大量臨床觀察證明，咽喉部的 β- 溶血性鏈球菌感染與銀屑病的發生有關。約 50% 的銀屑病患者的皮損寄居有金黃色葡萄球菌，金黃色葡萄球菌性咽喉炎、牙齦炎、甲溝炎、慢性化膿性中耳炎等可誘發銀屑病。有研究發現，銀屑病患者的幽門螺旋桿菌陽性率較高；臨床還發現銀屑病患者乙肝表面抗原陽性率和乙肝病毒感染率均明顯高於正常人；在乳頭瘤狀病毒導致的尋常疣的基礎上可繼發銀屑病；病毒感染導致的水痘、帶狀皰疹可誘發銀屑病。

知多一點點 **銀屑病會傳染嗎？**

因為銀屑病的發生與感染有關，令有些人認為銀屑病會傳染。事實是銀屑病不是傳染病，它雖然可以由感染因素誘發，而且這個感染因素可能傳染給他人，但這些因素必須與遺傳因素結合才會發生銀屑病。正常人即使被銀屑病患者攜帶的細菌、真菌等傳染，只會發生相應的細菌性或真菌性皮膚病，而不會是銀屑病。所以，銀屑病患者不需顧慮，其家人和周圍的人羣也不要耽心及迴避患者，要給患者營造一個寬鬆、和諧的生活和工作環境。

4. **精神因素**：精神壓力可誘發、加重銀屑病。

銀屑病患者往往存在不同程度的憂鬱、焦慮情緒。國外有幾個大型的臨床研究結果表明，憂慮可誘發銀屑病。也有研究報告指出銀屑病症狀的嚴重程度和心理壓力呈正相關，即壓力越大，症狀越嚴重。

銀屑病與精神因素密切相關，所以它是一種心身疾病，對其治療要考慮心理療法和生物反饋療法。患者本人也要努力克服各種不良的負面情感，如沮喪、焦慮、害怕、自卑、悲傷、怨恨等，保持心境平和。

5. **其它因素**：吸煙、不當飲食、藥物、外傷等均是誘發銀屑病的危險因素。

煙：國內外大多數研究表明，吸煙可增加銀屑病發病的危險性，是引發斑塊狀銀屑病的重要危險因素，並且抽煙越多越危險。研究認為吸煙可增加炎症反應，導致皮損的發生或加重。此外，煙草煙霧中的諸多有害成分可加劇炎症。

酒：少量飲酒可增加血液中有益的脂蛋白，減少膽固醇在血管壁的沉積，還能促進血液循環，對健康有利。但過量則可使血壓升高，啟動凝血系統促使血栓形成，導致微循環障礙而加重銀屑病。另外，酒可致血管擴張，使血管通透性增加，利於中性粒細胞游出，加重炎症。

食物：某些食物對銀屑病發病有影響。如國外有研究報道16% 尋常型銀屑病患者血清中存在抗麩質的抗體 IgA 或 IgG，在經過三個月的單純無麩質飲食後病情得到顯著改善。另一項對照性研究表明低脂飲食四周可使血脂下降，並對銀屑病病情有顯著改善。一般認為，牛、羊、鹿等紅肉可誘發或加重銀屑病。近兩年國內有研究報道指蟹、蝦、雞蛋與銀屑病有較大關係，可使體內產生較多 IgG 抗體，當禁食六個月後症狀可緩解。

藥物：某些藥物可誘發或加重銀屑病，如心得安 / 普萘洛爾（Propranolol）、消炎痛 / 吲哚美辛（Indomethacin）、乙醯水楊酸 / 阿司匹林（Aspirin）、四環素（Tetracycline）、灰黃黴素（Griseofulvin）、卡介苗（BCG）等。最近報道指抗真菌藥特比萘芬（Terbinafine）、鈣通道阻滯劑尼卡地平（Nicardipine）等都可能誘發此病。另外，某些中藥外用藥如斑蝥酊、硫磺軟膏和芥子氣（Mustard gas）軟膏等，在銀屑病進展期使用可能導致膿皰性銀屑病。所以，銀屑病患者在治療合併的其它疾病時，要謹慎用藥。

外傷：在銀屑病進展期，如發生外傷如跌傷、燒燙傷、抓破、刺破以及手術等，容易在受傷處發生銀屑病皮損。這種現象稱為同形反應，一般在受損傷後 3~18 天出現。

此外，有研究發現極度潮濕的環境可誘發或加重銀屑病，乾燥的氣候也是導致銀屑病發病的因素之一。

尋常型銀屑病如何診斷？

1. 銀屑病可見於於各種年齡，多於冬季發病或加劇，有不同程度的瘙癢

2. 具有前文所述的特徵性皮損

3. 皮損形狀為點滴狀、斑塊狀、礪殼狀

- **點滴狀**：皮損呈小米至黃豆大紅色斑丘疹，鱗屑少，可散在或對稱分佈於全身各處。見於銀屑病初發或癒後復發。多見於兒童和青年，多突然發病，常於發病前數周有咽炎或扁桃腺炎等症狀，常為鏈球菌感染所致。（參考圖 020，頁 321）。

- **斑塊狀**：皮損面積較大，有的呈圓形或扁圓形，如錢

幣大小，散在分佈（也稱錢幣狀銀屑病）。相鄰皮損可互相融合成大片不規則的斑塊（也稱地圖狀銀屑病），常見於銀屑病靜止期。若圓形皮損向周圍擴展，中心痊癒，可形成環形（也稱環狀銀屑病）。斑塊狀皮損的主要特徵是皮損邊界清晰，周圍無炎症性紅暈，鱗屑厚，不易剝脫，部分損害表面可有皸裂和出血。（參考圖 012，頁 320）。

- **蠣殼狀**：皮損有糜爛滲液，乾燥後褐色鱗屑重疊堆積而成，狀如蠣殼（也稱蠣殼狀銀屑病）。

4. 皮損可累及全身任何部位，不同部位的皮損表現有不同，而所在位置往往與不同的遺傳特性有關。以下簡介八類。

- **頭皮**：邊界較清晰的紅斑，鱗屑較厚，可有皸裂、出血，厚鱗屑可使毛髮成束狀，但不折斷脫落。皮損常不超過前髮際緣，偶可擴展至前額。

- **面部**：小片紅斑，鱗屑少、薄，多見於額、頰、顳（頭顱兩側近耳朵位置）、眉及耳後，也可見於耳甲腔和外耳道口。

- **口腔黏膜**：為灰白色斑點或環形斑片、斑塊，邊界清晰，周圍有炎性紅暈，鱗屑不明顯。多見於頰黏膜，也可見於舌面、齒齦、唇。若發生於舌面，可見縱行和橫形溝紋交叉錯落，多則十餘條，少則三、五條。

- **陰莖龜頭**：呈光滑乾燥性紅斑，上有細薄白色鱗屑。

- **腰背和四肢伸側**：為好發部位，皮損反覆發作，肥厚，或有苔蘚樣變。
- **皺襞部（腋窩、腹股溝）**：鱗屑較薄，邊界分明，常因汗液浸漬和搔抓出現糜爛、滲液。或紅斑上覆蓋有黃色油膩性痂。因銀屑病一般好發於身體和四肢伸側，故發生在屈側皺襞部的銀屑病稱為反向銀屑病。
- **掌跖部**：邊界明顯的棕黃色角質增厚斑，周圍有紅暈，鱗屑較厚，剝除後可見小凹窩，易形成皸裂。比較少見。
- **指／趾甲**：輕者甲板出現點狀凹陷如頂針狀；重者甲增厚，失光澤，色變黃，變形；更甚者甲板翹起，易誤診為甲癬。（參考圖 021，頁 321）。

5. 病程緩慢，反覆發作。一般分為以下三期。

- **進行期**：病情逐漸加重，不斷出現新的皮疹，原皮損逐漸擴大，顏色紅，鱗屑增多，癢感加重。伴有同形反應現象。
- **靜止期**：病情停止發展，處於穩定狀態，無新疹發生，原皮損改變不明顯。
- **消退期**：原皮損逐漸變小、變薄，以至消退，遺留暫時性黑斑或白斑。

特殊型銀屑病

除了以上詳述的尋常型銀屑病外，還有關節炎型、紅皮病型、膿皰型三種特殊型銀屑病。這三型可合併發生或相互轉化。

1. **關節炎型**：除具有尋常型銀屑病的典型皮損表現外，還有關節炎症狀。約 6~8% 的銀屑病患者為此型。關節改變常不對稱，多侵犯手指腳趾末端關節，表現紅腫痛，漸漸可致關節畸形。嚴重者可侵及多個大小關節及脊柱（如掌指關節、肘、膝關節等）。長期遷延，反覆發作，治療困難。

2. **紅皮病型**：表現全身瀰漫性皮膚潮紅，皮溫高，大量脫屑，點狀出血現象消失。伴手掌腳掌角質增厚，指趾甲混濁、肥厚、脫落。可伴發燒、畏寒、頭痛、關節痛等全身症狀，淺表淋巴結腫大。此型比較少見，可由尋常型逐漸發展而成，也可因尋常型銀屑病進行期，外用刺激性較大的藥物或長期內外用皮質類固醇激素後突然停藥，或減藥過快所致。此外，少數人初起即表現為紅皮病型，病情好轉後再出現典型的銀屑病皮損，這種情況以兒童為多見。

3. **膿皰型**：有限局性和泛發性兩類。限局性的皮損局限於手掌和足弓及側緣，又稱掌跖膿皰型銀屑病，表現為紅斑基礎上的無菌性膿皰、膿痂，嚴重者可累及手腕部和足踝部。泛發性的可發生於全身各處，以四肢屈側、皺褶部位多見。皮損為在紅斑上的針頭至小米大小無菌性膿皰，數日後乾涸脫屑，或破裂後形成糜爛、膿痂,嚴重的可全身性突發膿皰,融合成大片膿湖,大多伴有溝紋舌。膿皰型銀屑病常因皮損局部外用刺激性大的藥物,或內服、外用皮質類固醇激素又突然減藥而發生。

銀屑病易誤診為哪些皮膚病?

銀屑病具有特徵性皮損,一般不難診斷,但有時容易與一些皮損表現為紅斑、鱗屑的皮膚病混淆,如脂溢性皮炎,要注意鑒別。

與脂溢性皮炎的鑒別

脂溢性皮炎(Seborrheic dermatitis)是一種發生在皮脂分泌較多部位(如頭皮、眉間、腋窩、胸背、顏面等)的皮膚病,皮損也表現為紅斑、鱗屑,與發生在頭皮、眉間、顏面部較輕的銀屑病容易混淆。但脂溢性皮炎紅斑邊緣不很清晰,鱗屑少而薄,為油膩狀,呈黃色或淡黃色,容易刮除,且刮除後無薄膜和點狀出血現象。

西醫治療

1. 外用藥

輕度和局限性銀屑病以外用藥治療為主，主要或較新的外用藥物如下。

● **皮質類固醇激素**：如氟氫可的松（Fludrocortisone）、戊酸倍他米松（Betamethasone Valerate）、丙酸氯倍他索（Clobetasol Propionate）等，劑型有軟膏、凝膠、溶液、硬膏、泡沫劑等。這類外用藥對紅斑、鱗屑和膿皰性皮損均有較好療效。不良反應包括可出現皮膚萎縮、毛細血管擴張、毛囊炎、局部多毛等副作用。

● **維他命 D_3 類似物**：如卡泊三醇軟膏（Calcipotriol Ointment）、他凱西醇 / 他骨化醇軟膏（Tacalcitol Ointment）。這類藥可使銀屑病皮損的增生和分化異常得以糾正。

● **維 A 酸類**：較新的藥有他紮羅汀（Tazarotene）凝膠 / 乳膏及貝沙羅汀（Bexarotene）凝膠。他紮羅汀用於輕度至中度銀屑病，本品可致皮膚瘙癢、疼痛、紅斑、脫屑等，孕婦和哺乳期婦女禁用，兒童及 18 歲以下患者不推薦使用。貝沙羅汀口服軟膠囊和外用凝膠劑用於治療皮膚 T- 細胞淋巴瘤，有研究表明貝沙羅汀用於銀屑病的治療有效。

● **外用鈣調神經磷酸酶抑制劑**（Topical Calcineurin Inhibitors）：他克莫司（Tacrolimus，商品名普特彼，Protopic），吡美莫

司（Pimecrolimus，商品名愛寧達，Elidel）。以上兩藥可減緩炎症，為局部免疫抑制劑，是非激素類抗炎藥。

- **角質剝脫和角質還原劑**：煤焦油、松餾油、糠餾油、黑豆餾油、水楊酸、硫磺等；劑型有軟膏、頭皮溶液、洗髮劑等。

- **其它**：吡硫翁鋅氣霧劑（Pyrithione Zinc Aerosol，商品名適今可，Skin-Cap）。抑制表皮細胞的過度增殖，並能抑制皮脂過度分泌，有抑菌作用，可減輕皮損處的炎性反應，緩解皮損處的瘙癢及疼痛。

2. 內服藥

中重度銀屑病的治療需要配合系統用藥，主要藥物或較新的藥物如下。

- **免疫抑制劑**：環孢素（Cyclosporine、Cyclosporine A），口服治療銀屑病效果顯著，對所有類型的銀屑病均有效。但其價格昂貴且毒副作用大，可表現為急性腎功能衰竭等。

- **抗代謝藥**：如甲氨蝶呤（Methotrexate, MTX）、黴酚酸酯（Mycophenolate mofetil, MMF）、硫唑嘌呤（Azathioprine, AZA）、羥基脲（Hydroxycarbamide / Hydroxyurea）等。甲氨蝶呤是最常用的藥物，主要治療紅皮病型、膿皰型和關節病型銀屑病，但該藥有肝毒性。

- **維 A 酸類**：維 A 酸類藥物是臨床治療皮膚角化異常性疾病的主要藥物，第二和第三代產品有阿維A（Acitretin Capsules）、貝沙羅汀和他紮羅汀膠囊。阿維 A 為治療尋常性銀屑病公認有效的一線藥物，主要用於治療重度銀屑病。該類藥物不良反應有皮膚和黏膜乾燥、脫屑、結膜炎、鼻出血、脫髮、頭痛、血脂及轉氨酶升高、骨關節和肌肉疼痛等，肝病、高血脂等患者應避免應用。

系統治療除以上針對銀屑病的特別用藥外，還有抗感染療法、增強免疫療法、改善微循環療法、內分泌療法、皮脂類固醇激素療法等。

3. 生物制劑治療

T 淋巴細胞及其產生的細胞因子是銀屑病發病和皮損持久存在的主要原因，隨着研究的深入，針對銀屑病發病過程中某一環節的異常細胞因子為靶點的藥物被研製並用於臨床，取得較好療效。

• **細胞黏附分子拮抗劑**：如阿法西普（Amevive，通用名 alefacept）、依法利珠單抗（Efalizumab）、阿貝塔西普（Abatacept）等。阿法西普通過抑制活化的 T 淋巴細胞，減少與銀屑病有關的免疫性反應而對銀屑病起作用，它可能發生的不良反應有咽喉痛、眩暈、咳嗽、噁心及肌肉酸痛等。依法利珠單抗（Efalizumab）可抑制 T 淋巴細胞的活化，或阻斷活化 T 淋巴細胞向病灶區遷移。

• **腫瘤壞死因子 -α（TNF-α）抑制劑**：通過抑制最重要的細胞因子 TNF-α 達到控制炎症，阻斷病情進展的作用。如英利昔單抗（Infliximab）、阿達木單抗（Adalimumab）、依那西普（Etanercept）、奧那西普（Onercept）。英利昔單抗治療銀屑病，表皮 T 細胞浸潤可迅速顯著減少，表皮厚度變薄。依那西普可減少表皮厚度，減少皮膚內血管生成，已成為治療關節病型銀屑病和中至重度斑塊狀的重要藥物。英利昔單抗為靜脈注射，其餘均為皮下注射。

4. 物理療法

• **紫外線療法**：主要使用中波紫外線（UVB）照射皮損。該法適用於靜止期、冬季加重型銀屑病。

• **光化學療法（PUVA）**：利用某些物質在照射長波紫外線（UVA）後產生的光毒反應以治療皮膚病。因可抑制角質形成細胞 DNA 的合成，而可治療銀屑病。一般是外用或口服 8- 甲氧基補骨脂素（8-MOP）或 5- 甲氧基補骨脂素（5-MOP）後，再照射 UVA。

• **沐浴療法**：通過沐浴去除鱗屑，清潔皮膚、減輕炎症、改善微循環和加快皮膚新陳代謝。常用的方法有礦泉浴、焦油浴、硫磺浴等。

中醫對銀屑病病因病機的認識

中醫對銀屑病病因病機的認識，從古到今，經歷了一個不斷發展和完善的過程。

1. 風邪阻於肌表

中醫對銀屑病病因最早的認識是風邪客於皮膚，且多為風挾濕，如距今已 1,400 年的《諸病源候論》云："白殼瘡者，即癬也，皆因毛孔受風濕之邪氣生"。宋代的《聖濟總錄》認為："其病得之風濕客於腠理，搏於氣血，氣血痞澀。"古人認為風濕之邪阻於肌表，影響肌表氣血的運行，肌膚失養而乾燥，則會發生銀屑病。從現代醫學解讀，是外在的環境因素引致病的發生，風邪既指氣候因素，又指微生物因素，與現代研究提到的潮濕環境與微生物感染不謀而合。

2. 血熱蘊鬱肌膚

到金元、明清時期，在"火熱論"學派的影響下，中醫認識到熱邪在白疕發病中的作用，提到風邪挾熱、挾毒，如元代的《衛生寶鑑》提到乾癬的病因是"肺毒熱邪"；明代的《外科正宗》認為是"風毒客於肺脾二經"；清朝的《醫宗金鑒》則曰："此症總因風濕熱邪侵襲皮膚"。到現代，諸多名醫更明確提到血熱是白疕的主要病因。血熱蘊鬱肌膚，故皮損表現紅斑成塊，或全身潮紅呈紅皮症；熱灼津液，故皮損乾燥脫屑或鱗屑厚積。

血熱常由下列因素導致：風寒、風熱之邪入裏化熱；情志不暢，鬱久化熱；脾胃損傷，飲食鬱積化熱。

3. 血虛血燥不榮肌表

明清時期，醫者對白疕的病因開始強調人體內在氣血變化的因素。如《醫宗金鑒》曰："白疕……固由風邪客皮膚，亦由血燥難榮外。"提出白疕的發生既有外來的風邪因素，又有出自於體內的因素——血虛血燥，因為血虛不能榮養肌膚，而致白疕皮損表現乾燥脫屑。在中醫文獻中，凡因血虛不夠營養人體五臟六腑、五官七竅和皮膚而導致乾燥的病理現象都稱之為血燥。現代中醫名家又在血燥的基礎上，提出肝腎陰虛不能榮養肌膚，也可導致白疕。

血虛血燥常見為素體虛弱、氣血不足或病久耗傷營血，陰血虧虛，生風化燥而致。

4. 血瘀阻絡

血瘀是 20 世紀 80 年代現代名醫提出的較新的認識，這是將白疕的皮損表現與現代醫學研究結果相結合，而提出的新觀點。白疕是一種慢性病，病程長，符合中醫的"久病入絡，久病成瘀"的觀點；其次，慢性白疕皮損往往為斑塊，而對於結節性、斑塊狀皮損，中醫往往認為是氣滯血瘀或血瘀痰結所致。現代醫學研究發現，銀屑病患者存在明顯的微循環障礙。微循環是指人體血液系統中微小血管內的血液循環，由最末端的毛細血管組成，也是血液與人體組織進行物質交換的場所。微循環障礙對血液流變學和血小板凝集功能也有一定的影響，這對銀屑病的發生和病情發展起着重要作用。因此，"血瘀說" 在 20 世紀 80 年代異軍突起，被中醫各家廣為接受和認同，而活血化瘀方法則成為白疕治療的一個重要方面。

中醫的證候分型和辯證治療

根據近年的文獻研究，白疕的證候類型五花八門。有研究從多個文獻資料庫收集整理近 30 年來發表的尋常型銀屑病相關文獻，統計分析尋常型銀屑病的中醫證候分佈情況，整理後證候名稱有 18 個，百分率大於 1% 的有 9 個證候，佔所有證候比例的 95.97%，分別是血熱證、血燥證、血瘀證、風熱證、濕證、血虛證、熱證、風濕證和臟腑虧虛證。前 3 位的證候是血熱證、血燥證及血瘀證，佔比例為 75.85%。

另一項研究針對北京地區中醫名家對銀屑病證候分型的研究，得出較常見的 8 個證型依次為：血熱證、血燥證、血瘀證、血虛風燥證、濕熱證、毒熱證、風濕證和血熱風燥證。兩個大型研究的前 3 位證型均為血熱證、血燥證及血瘀證，可見這是銀屑病的 3 個主要證型。

現綜合文獻所述和《中醫外科學》各版教材,列以上三證候證治於下。

1. **血熱證**:相當於進行期,皮疹鮮紅,新皮疹不斷出現,鱗屑增多,有薄膜和點狀出血現象,有同形現象。全身症狀可見心煩、口渴、大便乾、尿黃,舌紅,苔黃或膩,脈弦滑或數。

治以清熱解毒,涼血活血,方用犀角地黃湯或涼血地黃湯。熱重加白茅根、大青葉、忍冬藤、紫花地丁;咽腫痛加板藍根、玄參;因感冒誘發者加金銀花、連翹;大便秘結者加大黃、梔子;癢甚加白鮮皮、刺蒺藜、防風;夾瘀,加丹參、雞血藤;挾濕者加薏仁、茵陳、防己、澤瀉、苦參。

2. **血燥證**:病程較久,皮疹色淡,原有皮損部分消退,鱗屑較多。全身症狀可見口乾、大便乾,舌淡紅,苔薄白,脈細緩或沉細。

治以養血和血,祛風潤燥,方用四物湯合消風散加減,或用當歸飲子加減。脾虛者加茯苓、白朮、黨參;瘙癢明顯加白鮮皮、刺蒺藜、威靈仙、烏梢蛇、全蠍;熱重加金銀花、赤芍、紫草、天花粉;夾毒加草河車、土茯苓、蜂房、甘草;夾瘀加桃仁、紅花;燥甚加麻仁、天冬;癢劇加白鮮皮。

3. **血瘀證**:皮損肥厚,多呈斑塊狀,顏色暗紅,鱗屑較厚,經久不退。舌紫暗,或有瘀斑、瘀點,脈澀或細緩。

治以活血化瘀,行氣解毒,方用桃紅四物湯加三棱、莪朮、澤蘭、菝葜、半枝蓮等。熱重，加大青葉、紫草；燥明顯加生地黃、麻仁、玄參；挾濕加苦參、虎杖、陳皮；月經量少或有血塊加益母草、丹參。

　　以上三證型是白疕的基本證型，但並不能囊括白疕的所有治法。地域的不同，令白疕的病機和證治實際有不同的特點。嶺南地區氣候潮濕，銀屑病的病機特點是在血熱、血燥、血瘀的基礎上兼夾濕邪，在治療上要注重祛濕。

醫案　清熱利濕活血治療銀屑病

患者，男，52 歲，2005 年 7 月 26 日首診。患者於 3 年前被西醫診斷患有銀屑病，3 年內遍尋香港、內地中西醫治療，皮疹未獲改善。檢查發現頭皮、頸部、腹、背散在較多蠶豆至銅錢大小的紅色斑塊，邊界清晰，上覆銀白色厚鱗屑，有薄膜和篩狀出血現象，自覺瘙癢。平素納可，大便調，夜尿 3 次。體胖，舌嫩暗紅，舌胖，舌苔黃白膩，脈滑數。

【診斷】白疕

【中醫辨證】濕熱內蘊，風熱相搏

【治法】清熱利濕，活血祛風

【處方】龍膽草 8 克，黃芩 10 克，苦參 12 克，金銀花 10 克，連翹 15 克，板藍根 15 克，紫草 10 克，茯苓 15 克，土茯苓 20 克，澤瀉 10 克，薏苡仁 20 克，生枳殼 10 克，丹參 15 克，當歸 10 克，赤芍 10 克，虎杖 15 克。共 7 劑。每日 1 劑外用冰黃膚樂軟膏，每日塗患處2~3次。囑戒食牛羊肉，不酗酒，可適當服用深海魚油。

【二診】用藥後各處皮疹鱗屑已不明顯，瘙癢明顯減輕。夜尿減為1次。舌苔中部黃白微膩，脈滑數。土茯苓加至30克，澤瀉加至12克，去生枳殼，加大青葉15克，益母草10克。共7劑。

【三診】再服7劑藥後，頭部和頸部的皮疹已消失，腹、背部紅斑塊轉淡紅，略高出皮面，較前平，已無鱗屑，無瘙癢。舌脈如前，但舌苔較前薄。前方金銀花、苦參、澤瀉加至15克，薏苡仁加至30克，龍膽草加至10克，黃芩加至12克。共7劑。

以後患者未再覆診，但寄來一封致謝信，表示病情穩定，頭頸部皮疹未再發。

【評述】本案為筆者的醫案。患者皮損紅而乾燥，鱗屑多，為風熱血燥之象，但其舌嫩暗紅，舌胖，苔黃白膩，脈滑數，又明明是濕熱內蘊之徵。治法立為潤燥還是利濕？思忖再三，憶及有古醫書提到白殼瘡與風濕之邪有關。眼前患者體胖，肥人多痰濕，舌脈亦明顯有濕，並有瘀象，病機應是濕熱內蘊，複外受風邪，與濕熱相搏，阻隔經絡，致血行不暢，膚失血養，故皮損乾燥多屑。欲潤膚，必先行血；欲行血，必先祛濕，遂立法清熱利濕，活血祛風。方中龍膽草、黃芩、苦參、茯苓、土茯苓、澤瀉、薏苡仁清熱利濕；金銀花、連翹、板藍根疏風清熱解毒；紫草清熱涼血；枳殼、丹參、當歸、赤芍、虎杖行氣活血，其中當歸兼養血潤燥；丹參、赤芍兼涼血；虎杖兼清熱解毒。立法正確，故共7劑之後症狀減輕。二診土茯苓和澤瀉加量，另加益母草以增強利濕之效，益母草且活血。三診時因背部紅斑尚未消，故加強清熱利濕之力。

本案治療緊緊扣住清熱、利濕、活血，未有潤燥，卻達到燥除鱗屑消之效。白疕之皮損乾燥多屑，故歷代醫家多言其為血虛風燥，治療上主張養血潤燥。但《洞天奧旨》卻謂："白殼瘡，生於兩手臂居多，或有生於身上者，亦頑癬之類也……因毛竅受風濕之邪，而皮膚無氣血之潤，毒乃附之而生癬矣。此等之瘡，非一二劑補氣補血可以速癒也。"提示風濕阻閉，可使皮膚失卻氣血之濡潤而燥。此等燥，不是緣於氣血來源不足，而是緣於氣血不能達致皮膚，故治療上補氣補血無濟於事，須疏通道路。本案為風濕熱搏於肌膚致瘀阻，故必清除風濕熱後方能救燥。若輔以活血，則可加速道路的修通。血絡瘀阻是白疕的一個基本病機，現代研究銀屑病患者多有微循環障礙，提示活血化瘀是治療該病不可忽略的一個法則。

常用中藥、中成藥及中西藥合用

1. 中藥

臨床用於銀屑病治療的中藥很多，綜合文獻所述常用藥如下。

清熱涼血藥：水牛角粉或片、羚羊角、生玳瑁、生地黃、牡丹皮、紫草、生槐花、白茅根、赤芍、丹參等；

清熱解毒藥：生石膏、黃連、黃芩、梔子、金銀花、連翹、忍冬藤、大青葉、板藍根、紫花地丁、白花蛇舌草、半枝蓮、玄參、重樓、北豆根、土茯苓、大黃等；

活血化瘀藥：桃仁、紅花、川芎、三棱、莪朮、鬼箭羽、茜草、凌霄花、丹參、益母草等；

養血潤燥藥：當歸、熟地黃、製首烏、雞血藤、首烏藤、天門冬、麥門冬、火麻仁等。

有很多中醫中藥治療銀屑病的研究已經從細胞和分子水平來探討其原理。

如複方澤漆沖劑的研究，該方以澤漆、白花蛇舌草、大青葉、板藍根、雞血藤、土茯苓、半枝蓮、黃芩、龍膽草、貫眾、莪朮、五味子組成，全方共奏清熱解毒涼血，活血散瘀之功效。經研究該沖劑有協同抑制 IL-23 / Th17 細胞軸的作用，降低患者血清白介素 -17、白介素 -22、白介素 -23 的水平，對血熱、血瘀、血燥三型的尋常性銀屑病患者均有療效。另有實驗研究表明，源於中藥薑黃的薑黃素，對 IL-23 / Th17 細胞軸的某一階段有抑制作用。此外，薑黃素可顯著抑制小鼠角質形成細胞的增殖。

除以上中藥外，白疕的治療還可以選用中成藥如複方青黛丸、丹參注射液、銀屑靈、雷公藤多苷片、清開靈注射液、克銀靈等。

2. 中成藥

• 複方青黛丸（膠囊）由青黛、烏梅、蒲公英、紫草、白芷、丹參、白鮮皮、建曲、貫眾、土茯苓、馬齒莧、萆薢、山楂（焦）及五味子（酒）共 14 味中藥組成的複方制劑。具有清熱解毒、消斑化瘀、祛風止癢的功效。

- 銀屑靈由苦參、甘草、白鮮皮、防風、土茯苓、蟬蛻、黃柏、生地黃、金銀花、赤芍、連翹、當歸組成，能夠祛風燥濕、清熱解毒、活血化瘀，偏重於祛風燥濕。
- 丹參注射液偏重於活血化瘀
- 清開靈注射液和雷公藤制劑偏重於清熱解毒

3. 中西藥合用

銀屑病是臨床疑難病證，國內中西藥聯合使用治療是目前的主要手段。50 多年的中西醫結合實踐證明，恰當的中西藥聯用具有增效減毒的特點。有研究發現，阿維 A 和銀屑靈分別是中西藥聯用時最常用的西藥和中成藥，且其使用率最高。針對不同的臨床情況，阿維 A 還常與雷公藤多苷片，或鬱金銀屑片，或丹參注射液，或清開靈注射液聯合使用；銀屑靈則常與西藥甲氨蝶呤聯合使用；克銀靈和補骨脂注射液常與西藥腎上腺皮質激素聯合使用等。長期、反覆的臨床實踐驗證了上述中西藥聯用的安全性和有效性。

4. 特殊型銀屑病療法

特殊型銀屑病在上述治療的基礎上，可配合以下治療方法。

- **關節炎型**

治以散風祛濕，解毒通絡，獨活寄生湯加減：秦艽 10 克，

防風 10 克，桑枝 30 克，獨活 10 克，威靈仙 10 克，白鮮皮 15
克，土茯苓 15 克，當歸 10 克，赤芍 10 克，雞血藤 15 克，牛膝
10 克

- **紅皮病型**

治以清營解毒，涼血護陰，解毒清營湯加減：生玳瑁 6 克，
生梔子 6 克，川連 3 克，金銀花 30 克，連翹 15 克，蒲公英 15
克，生地 30 克，白茅根 30 克，丹皮 15 克，石斛 15 克，玉竹 15
克，麥冬 10 克

- **膿皰型**

治以清熱涼血，解毒除濕，解毒涼血湯加減：水牛角 15 克，
生地 15 克，丹皮 15 克，白茅根 30 克，銀花 15 克，連翹 15 克，
大青葉 30 克，板藍根 30 克，紫草 15 克，生薏米 30 克，苦參 15
克，生石膏 15 克，白鮮皮 30 克

藥膳調養

1. 茅根赤豆粥：鮮白茅根 200 克（或乾白茅根 30 克），生地
30 克，赤小豆 20 克，大米 100 克

先將白茅根、生地煎煮半小時，撈去藥渣，再加淘淨的赤小
豆和大米，煮成粥。分頓 1 日內食用。每周食用 2~3 次。

本食譜有清熱解毒涼血之效，適合白疕血熱證型。白茅根、

生地清熱涼血，赤小豆可解毒排膿。

2. 豬皮湯：新鮮豬皮 300 克，何首烏、烏梅、玉竹各 30 克，大棗 20 枚

加水和適量鹽、葱白，煮滾後用細火煨 1 小時即可食用，每周食用 2~3 次。

本食譜有滋陰養血潤膚之效，適合白疕血燥證。豬皮味甘性涼，有清熱養陰潤膚之效，現代研究由豬皮提取的表皮抑素，對細胞分裂有顯著抑制作用，用於治療尋常型銀屑病的有效率達 77%。何首烏養血潤燥止癢；玉竹滋陰潤燥；烏梅生津，大棗養血，該二物臨床用於治療銀屑病有一定療效。

3. 歸參白芍豬肉湯：當歸 9 克，丹參 12 克，白芍 18 克，紅棗 10 粒，豬肉 250 克，生薑 1 片

水煲滾，將各料放入，小火煲約 2 小時，加鹽調味。每周食用 2~3 次。

本食譜有養血活血潤膚之效，適合白疕血瘀證。當歸養血活血；丹參涼血活血；白芍、紅棗養血。

中藥外治法

1. 外搽藥膏前，先用枯礬方藥浴（煎水淋浴或泡洗），以除去鱗屑。藥物組成：枯礬 120 克，野菊花 250 克，側柏葉 250 克，

花椒 120 克，芒硝 500 克（此藥浴方不宜於紅皮病型）。或用楮桃葉 250 克，側柏葉 250 克，加水 5,000 毫升，煮沸 20 分鐘待溫後洗浴

2. 進行期和紅皮病型：用麻油調青黛散外敷，或黃連膏、5%~10% 硼酸軟膏外敷

3. 靜止期：使用 5%~10% 硫磺軟膏或冰黃膚樂軟膏外塗。

4. 慢性肥厚性皮損：5%~10% 硫磺軟膏，5%~10% 黑豆餾油軟膏，冰黃膚樂軟膏。小面積皮損用牛皮癬膏或膚疾寧外貼。

若辨證外治，可參考以下方藥。

• **血熱證**：馬齒莧 100 克、黃柏 50 克、苦參 50 克，加水 3~7 公升煎湯後待涼，以 8 層紗布浸濕後涼敷患處，每次 20~40 分鐘，每日 1~2 次

• **血燥證、血瘀證**：艾葉 30 克，當歸、雞血藤、首烏藤、白蒺藜、透骨草、白鮮皮、地膚子、大皂角、楮桃葉各 60 克。加水 10 公升煎湯後浸浴或薰蒸，每次 20~40 分鐘，每日或隔日 1 次。

加減：瘙癢加苦參 60 克；皮損肥厚加紅花 60 克、蛇床子 60 克；皮損紅加槐花 60 克、龍膽草 60 克、白茅根 60 克。

針灸治療

因銀屑病進行期有同形反應現象，阻礙了針灸治療銀屑病的應用。但近兩年有針灸的臨床研究證實，針灸不會發生同形反應，大多是取背部的五臟俞。取穴和操作介紹如下。

1. 取穴肺俞、心俞、肝俞、脾俞、腎俞。三棱針點刺約 4 下，以局部微微滲血為度。然後用大小合適的玻璃罐迅速拔按在刺絡部位以及皮損兩端。留罐 15~25 分鐘，出血少許，取罐後用碘酒消毒患處。視皮損面積大小決定火罐的型號和數量。刺絡拔罐後，於胸腰夾脊穴（第五至第六節胸椎 T5-T6 至第一至第二節腰椎 L1-L2）上皮損局部沿皮下圍刺；取與皮損部位相對應的五臟俞穴（病變相應神經節段及上下各一節段）。針刺得氣後，接穴位電針儀，參數：直流電，疏密波，頻率為 20~100Hz，2~5mA，強度以患者耐受為度。通電 30 分鐘後出針。每次 8~10 罐，隔天 1 次，15 次為 1 個療程。

2. 取穴肺俞、心俞、膈俞、肝俞、腎俞。前四穴向脊柱方向斜刺進針 0.5~0.8 寸，腎俞直刺 1~1.2 寸，均採用平補平瀉手法。留針 20 分鐘。

取肺俞、心俞、膈俞、肝俞與腎俞針刺，共奏宣肺、寧心、疏肝、補腎、活血之功，從內臟調理機體以治其本。針灸治療後，患者血中白細胞介素 -8、腫瘤壞死因子 α 表達水平較治療前下降，接近正常值。本研究除針刺外還採取了梅花針叩刺後貼棉灸的創傷性方法，直接作用於皮損，治療組中 39 例均未出現同形反應。肯定了針灸治療進行期尋常型銀屑病的安全性。

以上各研究均未發現患者產生同形反應，研究者認為針灸治療對本病為一良性刺激，或者它對各系統的良性調節作用，大於其作為一種外源性刺激引起神經源性炎症的負面作用。但筆者認為針灸治療是否會引起同形反應，還應該通過更大規模樣本的臨床研究證實，目前在針灸治療時，仍要密切關注是否有同形反應的發生。

銀屑病的預防和日常調攝

銀屑病是在遺傳背景下遇感染、外傷、重大精神刺激、藥物等誘發因素而發病。遺傳背景無法改變，但誘發因素可通過平素養生避免。患者在積極治療的同時，要注重對該病的預防和調攝，對它應採取"未病先防"、"既病防變"、"病後防復"的策略。

1. 走出戒口的誤區

銀屑病是一種慢性鱗屑性皮膚病，患者往往有大量皮屑脫落。這些脫落的皮屑中有較高含量的蛋白質和脂質，易造成身體大量蛋白質的丟失，而且因表皮細胞代謝加快，消耗了大量的維他命和微量元素，引起身體某些營養物質相對缺乏。而這些營養物質的缺乏和代謝紊亂，又正是銀屑病發病和病情加重的因素之一。因此銀屑病患者應適量補充蛋白質、維他命和多種微量元素。進食禽、獸（禽獸泛指動物，二足而羽謂之禽，四足而毛謂之獸）、魚等肉類和各種水果、蔬菜等，是獲取各種營養的最好方法。但由於傳統觀念認為銀屑病要戒口，使有些患者盲目忌食所有的肉類食品，導致營養不良，影響病情康復。那麼銀屑病患者要採取怎樣的戒口策略才正確呢？根據目前的研究結果，有以下幾項建議：

- 牛肉、羊肉、鹿肉等紅色肉類一定要戒口。這類肉含有豐富的花生四烯酸，而銀屑病皮損中含有的花生四烯酸比重大大高於正常皮膚的含量，這種化學物質在體內代謝後轉變成白三烯，是銀屑病重要的致炎物質。

- 不酗酒，但可少量飲酒。此外，酒的朋友——煙，都要戒掉。

- 所有其它食物因人因時而異，戒口或不戒口。關鍵是患者對某種食物是否過敏，若患者食用某種食物後紅斑和瘙癢加劇，出現新皮疹，則是對這種食物過敏。過敏可以引起患者身體的炎症反應，從而加劇銀屑病病情，那麼那種食物是必定要戒口的。另外，血熱證患者，即病情在進行期的患者，可少食或禁食魚腥海味和辛辣刺激食物，待病情緩解後，再根據自身的情況選擇性戒口。深海魚油對銀屑病有治療作用，臨床治療劑量是每天 10 粒（每粒含 0.18 克廿碳五烯酸），連續服用 8~12

周為一個療程,若每天吃 150 克油性魚(如鯖魚),可提供相當於 10 粒膠囊的廿碳五烯酸。謹記食用魚及魚油時要計算攝取量,以免變了雙倍攝入。

• 測定血清中食物特異性抗體。與食物過敏有關的特異性抗體 IgG 在體內的升高是一個長期積累的過程,在抗體水準達到一定程度之前不會引起明顯的症狀,起病隱匿,進展遲緩,常無明顯的速發型食物過敏史,使患者不易覺察,難以發現過敏食物。建議經過長期治療後仍常有不明原因的病情反覆患者,去做血化驗,測定血清中食物特異性抗體,明確自己是否有不能耐受之食品,再對不耐受食物進行禁食或輪替進食。對檢測結果為中度和高度敏感的食物嚴格禁食,對檢測結果為輕度敏感的食物可採取輪替方法進食,即每隔 4 天以上可進食同一種食物。對檢測結果為陰性的食物,則可繼續放心食用。

2. 加強自我保健

銀屑病是一種慢性復發性疾病,患者需要長期與之鬥爭。合理的治療加上貫徹始終的自我保健,能減少復發和防止病勢加重,甚至長期緩解。

• **預防致病因素** : 掌握銀屑病發病的基本知識,積極預防,如調整飲食結構,穩定心態,避免使用某些藥物,防止外傷,預防感染等。有銀屑病家族史,但尚未發病者,也需要掌握銀屑病的預防知識。

- **提高自我診斷能力**： 認識不同類型銀屑病的皮損特徵，對在治療過程中或癒後出現的新發皮損能較準確判斷，以便及時治療和去除可能的誘發因素，防止病情加重和轉為嚴重類型。

- **起居有時，勞逸適度**： 早睡早起不熬夜，熬夜晚睡對任何疾病的恢復都有影響。要參加適宜的體育鍛煉，但要避免過勞。每於冬季病情加重的銀屑病患者，可自秋末開始每天慢跑30分鐘，以微微出汗為度，有利於病的治療。急性期和特殊類型的銀屑病患者則要限制運動量，以免過多消耗體力而降低身體抵抗力。

- **合理沐浴**： 通過沐浴可以使皮損軟化、脫落，改善皮膚血液循環，利於外用藥的滲透。但不合理的沐浴卻可能加重病情。注意不要水溫太高和過度搓擦，以免發生同形反應。紅皮病型患者要少沐浴，用溫水，且忌搓抹、搔抓和強行去除皮屑。泛發性膿皰型患者一般不宜沐浴，以防膿皰破潰和激發感染，可用中藥液清潔患處皮膚，待膿皰大部分消退後再進行沐浴。家中有浴缸，或有機會去溫泉等人士可進行中藥浴或礦泉浴。

- **情志調攝**： 保持心胸寬廣，開朗豁達，精神愉快。銀屑病沒有傳染性，人們應該容納、接受並理解病人，消除社會對銀屑病病人的不合理限制，減少對病人的精神刺激，減輕病人的心理負擔，營造一個對銀屑病患者理解、關愛的社會環境。患者本人也要爭取家人和周圍人羣的理解，主動與人交往。此外，要注意避免精神緊張，要放鬆情緒，可選擇進行氣功鍛煉以調心寧神，也可練習腹式呼吸。有研究表明腹式呼吸能較快地幫助患者進入放鬆狀態，有患者在不用藥的情況下，堅持練習腹式呼吸而治癒，該練習每日兩次，每次 30 分鐘，方法是盡量用腹部肌肉呼吸，短吸長呼（3 秒吸，7 秒呼）。研究認為該呼吸法治療銀屑病的機理可能是通過增加機體神經 - 內分泌 - 免疫系統的協調性，促使皮損局部神經肽、細胞因子等免疫物質恢復正常，而達到治療作用。

3. 糾正對銀屑病及其治療的認識

- **對治療不急於求成** ： 有的患者對筆者說："落藥落得重一些吧，我不怕，只要能快點好。"我的回答是"你不怕我怕"。銀屑病病因和發病因素複雜，既有內在因素又有外來因素，尤其是久病者有體虛因素。故中醫師在治療時會根據患者當時的身體狀況和病況給藥，該祛邪時祛邪，該扶正時扶正，既要做到祛邪務盡，又要考慮驅邪不傷正，不能一味追求速效。落藥太重，可能短期療效較好，但易復發，且復發後更重，而外用刺激性強的藥物則可能誘發紅皮病和膿皰型銀屑病。所以對銀屑病不可急治，必須安全有效兼顧，不能顧此失彼，要爭取在安全、穩妥、徹底的治療後達到減少復發，並延長緩解時間。

- **銀屑病並非不治之症** ： 很多人對銀屑病懷有恐懼心理，以為這是一個不治之症。但事實並非如此。不治之症是指病情發展無法遏制，導致機體正常功能和代謝衰退，最終耗竭而死亡，如惡性腫瘤、愛滋病等。銀屑病雖然病程長，治療難度大，容易復發，但其自然病情並非進行性加重，而是較有規律地加重和緩解交替發生，並非無法遏制。多數患者經過治療後，病情可有效緩解，甚至長期緩解不復發。該病一般不會影響人體正常功能和代謝，即使患病幾十年，都不會因銀屑病本身導致機體衰竭而死亡，所以患者不要沮喪，應積極勇敢面對，完全可以走出銀屑病的陰影，正常生活、工作和學習。

六、白癜風（白蝕）

　　白癜風（Vitiligo）是一種常見的後天性色素脫失的皮膚病，表現為皮膚出現白斑，香港地區稱本病為白蝕。該病的白斑好發於暴露在外的頭、面和手，嚴重影響外觀，給人帶來極大的精神壓力和心理負擔。

　　中醫古籍記載本病歷史悠久，兩千年前《五十二病方》中稱本病為"白處"。之後的醫書多稱本病為白癜風，所以將英文名"vitiligo"翻譯為中文時，是向中醫病名借鑒的。本病常用的中醫名稱還有白駁風，目前中國國內大學的教材稱本病為白駁風。

白癜風的白斑有何特點？

　　隋代《諸病源候論‧白癜候》已經論述了該病的症狀表現："白癜者，面及頸項、身體皮肉色變白，與肉色不同，亦不癢痛。"宋代《聖濟總錄》指出："輕者僅有白點，重者數月內，舉側斑白，毛髮亦變白，終年不瘥。"

　　1. 白色或乳白色斑點或斑片，可逐漸擴大，形狀不一，大小

不等，表面光滑，邊界清楚（參考圖 001，頁 319）

2. 白斑可局限在身體的某部位，卻全身各處均可出現，好發於坦露部位、易摩擦損傷的部位以及皺褶部位，如面、頸、手背、上肢外側、胸、腹、生殖器周圍。少數人白斑可泛發全身，融合成片，僅存少許正常皮膚

3. 白斑內毛髮可以變白

4. 白斑無異常感覺，不痛不癢，僅少數人在發病前或發展期有輕度瘙癢或不適感

西醫對白癜風病因病機的認識

白癜風具有遺傳特質，在多種內外因素刺激下，人體出現免疫、神經、精神、內分泌等多方面功能紊亂，導致黑色素生成障礙，或直接破壞黑素細胞，使色素脫失而出現白斑。黑素細胞損傷在白癜風發病機制中扮演重要角色。

1. 遺傳因素

本病患者大多有遺傳背景，研究認為這是一種多基因遺傳性疾病。遺傳因素可致黑素細胞先天性缺陷，或使黑素細胞對外界有害因素抵禦與修復能力不足，從而造成黑素細胞結構或功能損傷而發病。

2. 免疫異常

研究已發現白癜風與自身免疫力密切相關。患者血清中常存在多種自身抗體，包括抗黑素細胞抗體，抗體攻擊黑素細胞使之受破壞。本病患者存在細胞免疫的異常，T 淋巴細胞及其亞羣有異常活化現象。近年發現的 T 淋巴細胞家族的新成員——Th17 參與白癜風發病已被大量研究所證實。白癜風患者也存在體液免疫的異常，如免疫球蛋白 IgA、IgM 均顯著高於正常人羣。

3. 黑素細胞自毀學説

黑素形成過程中產生的中間產物積聚或產生過多，會對黑素細胞有毒性而損傷它。

4. 氧化應激損害

氧化與抗氧化平衡機制失衡，導致局部微環境中活性自由基大量聚集，通過對細胞的直接毒性作用、抑制細胞酶功能等多種途徑，損傷或破壞黑素細胞。

5. 精神、神經化學因素學説

白癜風發病與加重常與精神刺激、思慮焦急等心理因素有關。某些白癜風患者的皮損沿神經呈節段性；有研究發現該病白斑局部神經肽 P 物質呈陽性反應。患者神經末梢釋放的化學介質，可能對黑素細胞造成損害。外傷可誘發白癜風，可能是局部創傷處神經纖維受損所致，也可能是創傷使局部機體處於高度應激狀態，使神經內分泌紊亂。

6. 銅鋅離子相對缺乏

患者血清的銅、鋅元素大都低於正常人。這兩種微量元素在黑色素代謝中起重要作用，若缺乏它們可令色素減少產生。

7. 本病誘發因素

外傷、局部感染、蟲咬、日曬、產後、染髮等，都可誘發白癜風。

中醫對白癜風病因病機的認識

1. 風邪鬱膚，氣血失和

汗出後受風，或素體虛弱，或病後正氣不足，皮膚衛外功能不足，風邪乘虛入侵。風邪阻於肌表，使氣血不和，氣血運行失常，皮膚失於濡養而出現白斑。如隋代《諸病源候論・白癜候》曰：“此亦風邪搏於皮膚，血氣不和所生。”

2. 氣滯血瘀

精神因素導致肝氣鬱結，繼而肝失疏泄，氣滯血瘀，皮膚失養而變白。此外，跌仆損傷致瘀，或久病入血，致絡脈瘀阻，均可釀成白斑。如清代《醫林改錯》明確提出："白癜風，血瘀於皮裏。"

3. 肝腎不足

患者大多先天不足，腎為先天之本，腎精不足則肝血虧虛，或久病亡血失精，傷及肝腎，導致皮膚、毛髮失於榮養而變白。肝腎不足包括肝血不足、腎精不足，或腎陽虛、腎陰虛。如明代《本草經疏》曰："白癜風，肝臟血虛生風所致。"

4. 脾胃虛弱

脾胃虛弱則氣血生化乏源，皮膚失養而白斑顯現。脾胃虛弱者多氣虛，氣虛無以固表，易受風邪侵襲；氣虛推動無力，血脈受阻，可加重氣滯血瘀。

白癜風的斷症依據

1. 具有前述的皮損特性

2. 難以確定性質的淺白斑，可以用伍德燈檢查，伍德燈以長波紫外線照射皮膚，燈下皮損為純白色，界限清楚，與周圍正常皮膚對比鮮明

3. 病程慢性，進展緩慢或長期穩定不變

中醫對白癜風的分型和辨證治療

1. 風邪鬱膚型

皮損多見於面頸等外露部位，起病急，發展快；白斑顏色可偏紅，皮損有瘙癢感。舌淡紅，苔白，脈浮。

治以祛風通絡，調和氣血，方用白駁丸加減：防風 10 克，白蒺藜 15 克，白芷 10 克，陳皮 10 克，當歸 10 克，赤芍 10 克，紅花 10 克，雞血藤 30 克，首烏藤 30 克，黑豆衣 15 克，補骨脂 10 克。

本方為現代經驗方。方中白蒺藜、防風、白芷疏風，現代研究均有促進黑色素生成的作用；陳皮行氣；當歸、赤芍、紅花、雞血藤、首烏藤養血活血；補骨脂、黑豆皮補肝腎，生血還黑，黑豆皮還有祛風之效，現代研究補骨脂有較強的增加黑色素的作用。

2. 氣滯血瘀型

多因情志因素誘發或加重病情，或由外傷誘發，或病程日久。皮損多較局限，白斑邊緣深褐色，可有輕微刺痛。或伴胸脅脹滿，煩躁，婦女月經色暗，有血塊。舌質暗或有瘀點，苔薄白，脈澀或緩。

治以行氣活血，化瘀通絡，方用通竅活血湯：赤芍 3 克，川芎 3 克，桃仁 9 克，紅花 9 克，老葱白 3 根，生薑 9 克，紅棗 7

枚，麝香 1.5 克，黃酒 250 毫升。用黃酒煎煮前 7 味藥，煮至約 100 毫升，去藥渣，再用紗布包麝香入酒內，煮 2 分鐘即可。夜晚臨臥前服，成人連服 3 晚，停 1 天，再連服 3 晚。

通竅活血湯為清代《醫林改錯》之名方，該書作者王清任用於治療白癜風，稱"服三五副可不散漫，再服三十副可痊。"方中赤芍、川芎、桃仁、紅花，現代研究均能促進黑色素的形成。本方麝香來源稀少，可以白芷 9 克代替，白芷辛香，現代研究有促進黑色素形成的作用。肝氣鬱滯明顯可加八月札 15 克、郁金 10 克、白芍 9 克、白蒺藜 12 克。由外傷誘發者，加乳香、沒藥各 6 克；病久入絡者，加蘇木 9 克。

3. 肝腎不足型

病程日久，可有家族史。皮損色純白，白斑內毛髮亦白；伴頭暈目眩、腰膝酸軟、耳鳴耳聾、夜尿增多等症狀。舌淡胖有齒痕，脈細無力。或見口乾、五心煩熱、盜汗、失眠多夢、舌質紅、少苔、脈弦細數之陰虛證候。

治以補益肝腎，養血祛風，方用二仙湯合四物湯加味：仙茅 10 克，仙靈脾 10 克，生熟地各 10 克，當歸 10 克，赤白芍各 10 克，川芎 10 克，女貞子 10 克，墨旱蓮 10 克，白蒺藜 10 克，防風 9 克，甘草 6 克。偏陽虛加桂枝 10 克。

二仙湯補腎陽，四物湯補肝血。加女貞子 10 克，墨旱蓮助補腎陰；白蒺藜、防風祛風；桂枝溫經散邪，為古代常用治療白駁風之藥，現代研究有促進黑色素增加作用。甘草調和諸藥。若肝腎陰虛明顯，可用一貫煎加減：沙參 15 克，麥冬 15 克，生地 30 克，枸杞子 10 克，川楝子 6 克，女貞子 15 克，旱蓮草 10 克，覆盆子 15 克，當歸 10 克，防風 10 克。

醫案 肝腎陰虛　行氣活血治白斑

黃某，女，28 歲。2005 年 6 月 21 日初診。自訴患白癜風 7 年餘，曾在其它醫院反覆治療（西藥治療為主，具體不詳），效果不明顯。平素精神抑鬱，失眠多夢，記憶力下降。檢查皮損分佈於頸部，見 8 個大小不等的色素脫失斑，形態不規則。舌黯紅有瘀點，苔白，脈細。

【診斷】白癜風

【中醫辨證】肝腎不足，氣血瘀滯

【治法】滋補肝腎，祛瘀驅風，重鎮安神

【處方】旱蓮草 20 克，女貞子 20 克，菟絲子 20 克，補骨脂 15 克，白芷 10 克，丹參 20 克，白蒺藜 15 克，防風 10 克，淮山藥 30 克，牡蠣 30 克，甘草 5 克。14 劑

經上方治療 1 月後皮膚變為淡紅色，周圍明顯色素沉着，部分白斑內見點狀褐色皮島形成。繼續治療 3 個月後大部分皮膚恢復正常，且無新發白斑。

【評述】本醫案選自〈陳達燦教授治療白癜風經驗纂要〉（中華中
　　　　醫藥學刊 2007 年 3 月第 25 卷第 3 期），陳達燦教授認為
　　　　肝腎不足為本病之本。黑色乃腎之主色，"髮為血之餘"，
　　　　"髮為腎之外候"，因此白斑、毛髮變白乃肝腎不足的表
　　　　現。本患者除皮膚變白外，伴有失眠多夢，記憶力下降等
　　　　全身症狀，亦為肝腎陰虛之見證。風邪入侵，氣血失和為
　　　　本病之標。白癜風初起多為一處或二處白色斑片，日久漸
　　　　發展為多處病變，故具有風邪善行而數變的特點，因此治
　　　　療該病必選祛風之品。患者精神抑鬱，故而需行氣活血，
　　　　失眠多夢而需重鎮安神。

4. 脾胃虛弱型

好發於兒童，病情發展緩慢。皮損多呈蒼白色，邊緣清楚，
周圍色素沉着不明顯。伴乏力氣短、納差，脘腹脹滿，面色萎黃。
舌質淡，舌邊有齒痕，苔白，脈弱。

治以健脾和胃，補益氣血，方用消白斑湯加減：黃芪 10 克，
黨參 10 克，茯苓 10 克，厚樸 10 克，當歸 10 克，川芎 10 克，
製何首烏 15 克，菟絲子 15 克，補骨脂 10 克，防風 10 克，白芷
10 克，甘草 6 克。

消白斑湯為現代經驗方。方中黃芪、黨參、茯苓、厚樸益氣
健脾和胃，補後天之本以充氣血生化之源。當歸、川芎、何首烏
補血兼活血；菟絲子、補骨脂、女貞子益腎填精助血生；防風、
白芷祛風通絡；甘草調和諸藥。

藥膳調養

以下藥膳對白癜風有輔助治療作用，可酌情選擇。

1. **昆侖追風粥**：茄子（帶蒂）500 克，何首烏 15 克，綠豆粉 50 克，黑豆皮 50 克，水 1,000 毫升

先將茄子、何首烏加水同煮，待茄爛熟，加入黑豆皮、綠豆粉，充分攪均成糊。每日服食數次，不拘食量，百日為期。

茄子有益氣、清熱、活血之效。古文獻《食經》話茄子"主充皮膚，益氣力"，清代《隨息居飲食譜》話其"活血，止痛，消癰"，現代研究有降低膽固醇之效，從而有助血液循環。故茄子可固表祛風熱之邪，活血消白斑。古代文獻多有用茄蒂蘸藥外搽治白駁風的記載。何首烏、黑豆皮補肝腎還黑。綠豆清熱。本品適合風邪兼夾濕、熱之邪的白癜風，亦適合肝腎陰虛型白癜風。

2. **黑豆芝麻桃仁茶**：黑豆 15 克，黑芝麻 10 克，桃仁 10 克，綠茶 5 克，生薑 5 克，食鹽少許，沸水 300 毫升

黑豆、黑芝麻、桃仁先炒熟至香味散發，生薑切成細絲，加食鹽共置於保溫杯中，用 300 毫升沸水沖泡 30 分鐘後即可飲用，飲汁後可吃藥渣。

本品首 3 種食物均有促進黑色素形成的作用；桃仁活血，生薑溫通助活血。適合氣滯血瘀型和肝腎不足型白癜風。

3. **鴿肉山藥玉竹湯**：白鴿 1 隻，山藥 30 克，玉竹 20 克，鹽適量，水 1,000 毫升

白鴿洗淨切塊，與山藥、玉竹同放入砂鍋，加水 1,000 毫升，煮至鴿肉爛即成，去藥渣，加適量鹽，吃肉飲湯。

鴿肉、山藥、玉竹均有補腎滋陰之效，現代研究玉竹有較強的促進黑色素生成的作用。鹽調味並可引藥味入腎。本品最適合肝腎陰虛型白癜風。

4. **生薑烏梅茶**：生薑 10 克，烏梅肉 30 克，綠茶 5 克，紅糖 20 克，沸水 300 毫升

生薑、烏梅均洗淨切成細絲，與綠茶同置於保溫杯中，用沸水 300 毫升浸泡 30 分鐘即可飲用。飲用前加入紅糖。

生薑溫中和胃；烏梅生津和胃，現代研究有促進色素生成的作用。紅糖活血化瘀兼調味。本飲料最適合脾胃虛弱型白癜風。

除以上藥膳外，白癜風患者還可適量多吃芹菜、大蒜和蘋果等。有研究認為這些蔬果中含有一種叫芹黃素的物質，對黑素細胞具有保護作用。

中醫內治白癜風常用中藥

1. **祛風除濕**：防風、豨薟草、白芷、蒼耳草、浮萍、麻黃、威靈仙、蒼术、土茯苓、白鮮皮、白蒺藜等

2. **疏肝理氣**：柴胡、八月札、薄荷、郁金、川芎等

3. **清熱涼血**：生地、赤芍、丹參、黃芩、生地榆、紫草等

4. 活血化瘀：赤芍、川芎、桃仁、紅花、當歸、川牛膝、片薑黃、丹參、蘇木、丹皮、桂枝、月季花等

5. 健脾益氣：茯苓、黃芪、黨參、紅參、白朮、蒼朮、陳皮、甘草等

6. 補益肝腎：五味子、車前子、菟絲子、覆盆子、枸杞子、沙苑子、桑椹子、補骨脂、仙茅、仙靈脾、金櫻子、自然銅、桂枝、黃精、生地、熟地、製首烏、女貞子、墨旱蓮、黑芝麻、雞血藤等

中藥外治法

補骨脂白芷酊：補骨脂 100 克，白芷、紅花、當歸各 20 克，浸入 50% 乙醇（酒精）500 毫升內，密封 7 天取濾液。每日下午 3~4 時，搽患處後曬太陽。夏、秋季時，兒童曬 3~5 分鐘，成人曬 5~10 分鐘；冬、春季時，兒童曬 5~10 分鐘，成人曬 10~15 分鐘。

複方補骨脂酊：補骨脂 30 克，烏梅 15 克，黃芩 10 克，用 95% 乙醇 100 毫升浸泡 2 周，取濾液，外塗白斑處，每天 2 次。

中藥酊劑外治白癜風療效滿意，用於配製酊劑的藥物有補骨脂、白芷、紅花、烏梅、當歸、苦參、丹參、旱蓮草、白鮮皮、菟絲子、白蒺藜、紫草、生薑、大黃、桂枝、無花果葉、雄黃、

川烏、草烏、骨碎補、漢防己、馬齒莧、白鮮皮、黃芪、女貞子、製首烏、熟地、千年健、獨活、川芎、防風等。

針灸療法

針灸對本病亦有一定療效，常用有體針法、圍針法、皮膚針法、灸法、拔罐法、穴位注射、穴位埋線等方法。以下介紹幾種針灸方法。

1. 毫針刺法：主穴選百會、風池、曲池、陰陵泉、三陰交、血海、白斑區局部。配穴方面，風邪鬱膚型配風門、風市、大椎；氣滯血瘀型配期門、太沖、膻中、膈俞；肝腎不足配肝俞、腎俞、太溪；脾胃虛弱配脾俞、胃俞、中脘。

操作方法：白斑區採用圍刺法。即在皮損周圍邊界的正常皮膚上圍刺，每隔 0.5~1 厘米刺 1 針，直刺，在安全的範圍內儘量深刺。留針 15 分鐘後將針提至皮下，然後向皮損中心沿皮下將針緩慢推進，留針 15 分鐘。其他穴位常規刺法，百會、三陰交、太溪、膈俞、肝俞、腎俞、脾俞、胃俞、中脘等穴為補法，其他穴位均為瀉法，留針 30 分鐘，每日或隔日 1 次，20 次為 1 療程。

2. 梅花針療法：主穴選白斑區、督脈大椎至腰俞、足太陽膀胱經在背部第 1 側線大杼至白環俞。配穴方面，白斑發於頭面頸項部，配合谷、風池；白斑發於上肢，配曲池、外關；白斑發於下肢，配血海、三陰交；白斑發於胸部，配膻中、璿璣；白斑發於腹部，配中脘、氣海；白斑發於上背部，配大杼、膈俞；白斑發於腰臀部，配腎俞、環跳。

操作方法：以梅花針叩刺白斑處，先從白斑邊緣開始，逐漸向白斑中心叩刺，每個部位的扣刺力度由輕逐漸加重。白斑邊緣用較強刺激手法，可至皮膚隱隱出血，白斑中心用弱刺激手法，至皮膚潮紅；背部經線從上向下循經中等度叩刺，經線均勻潮紅即可；配穴用稍強力度叩刺，可至局部隱隱出血。隔日 1 次或每周 2 次，10 次為 1 療程，每次療程間隔 7~10 天。

3. 艾灸療法：選取白斑區

操作方法：用艾條懸灸。白斑面積小於艾條截面積的用艾條對準白斑處，距離以患者能耐受為度，每處施灸 5~10 分鐘；面積較大的白斑可用迴旋灸法，由外向內一圈一圈地逐漸縮小灸治範圍，開始每次均將白斑灸到高度充血（呈粉紅色），每日 1 次，連治 7~8 日。以後灸至白斑呈深紅色，每日 1~2 次，4 周為 1 療程，直至與正常膚色相同，然後再灸 3~5 次，以鞏固療效。若白斑多且散在分佈，可分批灸治。面部皮損可先用一厚紙中間剪出與皮損大小相等的孔，罩在皮損處進行灸治，以免損傷正常皮膚。

4. 火針法：選取白斑局部

操作方法：面部皮損選用細火針，其他部位選用中火針，將火針尖端置於酒精燈上燒至微紅，然後在皮損區內均勻點刺，不宜過深，達表皮即可，每點間隔相距約 0.2~0.3 厘米。5~7 天治療 1 次，10 次為 1 療程。直至皮損區內無明顯白斑為止。一般患者點刺後 7~10 天結痂並自然脫落，第二次治療的時間應在結痂自然脫落後進行。本法適用於白斑在 1 厘米以下的患者。

醫案 依證採不同的針灸法

胡某，女，17 歲，因兩胯上方起白斑 2 年餘就診。2 年前兩胯上方長有白斑，逐漸擴大，局部刺癢。檢查：形體瘦弱，雙胯上方白斑對稱，約 10 厘米 ×20 厘米。舌淡苔白，脈沉細。診斷為白癜風，中醫辨證為氣血失和，肌膚失養。治以調和氣血，榮養肌膚。治療操作：取白斑局部，以短毫針圍刺病灶處，大約相隔 1 厘米刺 1 針，留針 30 分鐘。針刺治療後白癜風範圍日漸縮小，皮膚顏色逐漸變深，治療 25 次後皮膚顏色基本正常。

付某，女，27 歲，因右肩起白斑數月就診。患者於數月前發現右側肩部皮膚白斑，局部無任何不適，曾塗藥物治療未效。檢查：右側肩部皮膚白斑面積約 3 厘米 ×2 厘米，舌淡苔白膩，脈滑。診斷為白癜風，中醫辨證為體內蘊濕，氣血失和，肌膚失養。治以調氣和血，榮養肌膚。治療操作：取白斑處，以細火針速刺。每周治療 2 次。治療 5 次後，白斑消失。

【評述】以上兩個醫案均選自〈賀普仁教授臨床經驗選〉（中國針灸 2003 年 9 月第 23 卷第 9 期）。國醫大師賀普仁教授認為，針灸治療疾病之根本為調理氣機，使之通暢，並創立了"微通、溫通、強通"的針灸治療理念，簡稱為"針灸三通法"。賀教授認為白癜風的基本病機是氣血失和，故常採取調和氣血，榮養肌膚的治則，並根據不同的患者，靈活選用三通法。醫案一患者身體瘦弱，舌淡苔白，脈沉細，氣血不足之象明顯，故選用"微通法"之毫針微刺。醫案二患者舌淡苔白膩，脈滑，為體內蘊濕致氣血失和。濕為陰邪，火針助陽，故使用"溫通法"之火針療法，以溫經通絡，散陰寒之邪。同一種疾病，根據不同的證候，採用不同的針灸治療方法，均取得了較好的療效。

西醫對白癜風的治療

西醫治療白癜風主要有以下四類方法。

1. 藥物療法：免疫抑制劑和調節劑，如轉移因子（Transfer Factor）、左旋咪唑（Levamisole）、環孢素 A（Cyclosporine A）等，外用他克莫司（Tacrolimus）軟膏；皮質類固醇激素口服、外用或局部注射；補骨脂素（Psoralen）口服和局部外用；銅制劑口服或白斑區電離子透入（用電離子導入儀導入銅制劑）。藥物治療適用於早期患者，晚期皮損中無黑素細胞，則藥物治療基本無效

2. 光療：光化學治療（PUVA）採用口服或外用光敏性藥物如 8- 甲氧基補骨脂素（8-MOP）之後，再配合長波紫外線 UVA 照射；或不用光敏性藥物，僅用窄譜 UVB 照射

3. 鐳射治療：氦氖鐳射治療可修復損傷的神經，故認為此類

鐳射較適合存在神經功能缺陷的節段型白癜風

4. 手術治療：主要包括自體表皮片移植、自體表皮黑素細胞懸液移植和自體黑素細胞體外培養移植等方法，即將自體帶有黑素細胞的表皮或體外培養的自體純黑素細胞，移植到缺乏黑素細胞的白斑部位。但該法仍屬治標不治本的方法，且移植後色素擴大緩慢，部分色素可以消失等，故仍需與非手術治療相結合

白癜風患者的注意事項

1. 早治療和堅持治療：白癜風藥物療效與患者的病程密切相關，即隨着病程的延長，藥物療效逐漸下降。病程小於 3 年的患者療效較好，病程大於 3 年的患者療效顯著下降，病程大於 5 年的患者，尤其是伴有白斑內毛髮變白者，其藥物治療的效果很差。隨着病期延長，致病因素可致表皮內黑素細胞完全死亡，藥物治療無法使其復活。病期太長的患者不僅表皮基底層的黑素細胞損傷，還會累及儲存在毛囊內的黑素細胞。所以發現皮膚有白斑應儘快確診，儘早治療。有患者在治癒後 6 個月至 1 年內又復發，再次治療的療效較差，故要在白斑消失後再鞏固治療一段時間。

2. 適當進行日光浴：日光浴有助於本病的康復，但要注意不要暴曬引起皮膚炎症，使黑素細胞受損。

3. **多食有利黑素形成的食物**：可多食含酪氨酸和微量元素銅鋅等的食物，如豬肝、蛋、肉、黑豆、黑米、黑芝麻、核桃、花生、葡萄乾、蛤等食物。避免過量服用維他命 C，少吃如番茄、草莓、柑橘、櫻桃、鮮棗、獼猴桃等，維他命 C 可阻礙黑素的生成。可經常使用銅製餐具、餐具如銅勺、銅壺。

七、黃褐斑

黃褐斑（Chloasma, Melasma）是指顏面出現面積大小不等的黃褐或淡黑色斑片，平攤於皮膚上，撫之不礙手的一種皮膚病，俗稱蝴蝶斑、妊娠斑或肝斑。常見於中青年女性，多對稱出現於顏面，尤以面頰、額、顴、鼻及上唇等處較為多見。女性尤以孕婦較為多見，未婚女性及男性都會發病。這是一種後天性黑色素沉着過度性皮膚病，嚴重影響外貌，是最常見、最引人關注的損容性疾病之一。

中醫稱該病為黧黑斑，另有名稱為黧黑䵴䵟、䵴䵟、面黑皯等。

皮膚怎麼會出現黑斑？

我們的皮膚有顏色，主要與皮膚中的黑色素有關。當皮膚的黑色素發生異常，就會導致皮膚顏色變深或變淺，變深則出現黑斑，變淺則出現白斑。如果全身皮膚均勻地變深或變淺，我們不會很在意，但問題是色素異常往往發生在局部皮膚，使顏色深淺不一，破壞了皮膚顏色的和諧，有損外表美，導致人極大的不安。有一位 80 多歲的老先生，因面部有白斑來看筆者，第一句話就說臉上有白斑，不好看。更多女性因為臉上有黑斑而煩惱。皮膚怎麼會出現深淺的變化呢？我們先看看皮膚的黑色素是怎麼產生的。

黑色素的形成及代謝

在皮膚表皮的基底層，有一些產生黑色素的細胞，叫黑素細胞。黑素細胞製造黑素體，並輸送到周圍的表皮細胞。黑素細胞有樹枝狀的突起，甚至有小的分支，就像千手佛的手，伸向周圍的表皮細胞，黑素體就通過這些手被送到周圍的細胞內。皮膚細胞裏面有黑素體，可以保護我們不受太陽紫外線的傷害，否則我們可能會得日光性皮炎甚至皮膚癌。

黑素細胞繁殖快，數量多，產生黑素體的能力強，製造的色素多，輸送黑素體的速度快，則皮膚顏色變深。若黑素細胞死亡，或功能喪失，產生的黑素少甚至不產生黑素，或黑素的輸送出現問題，則皮膚顏色變淺。在黑色素代謝的過程中，有很多因素可以影響色素的增多或減少。以下是黑色素新陳代謝的主要過程。

黑素細胞分裂 → 黑素體形成 → 黑素體黑素化 → 黑素體轉移 → 黑素體降解

- 黑素細胞分裂：黑素細胞藉細胞的有絲分裂而不停地繁

殖。黑素細胞分裂越快則越多，產生的黑色素總數自然越多

・ 黑素體形成：黑素體在黑素細胞內形成。黑素細胞製造的黑素體越多、越大，則皮膚的色素可越深。但黑素體剛形成時並不是黑色的，必須要經過下一步才變黑

・ 黑素體黑素化：黑素體黑素化過程分為四期，第一、二期無黑素形成，第三期有部分黑素，第四期則充滿黑素。黑素體黑素化程度越高，則皮膚的顏色越深。在這個過程中，一種與黑色素關係密切的物質酪氨酸酶的多少與其活力是重要因素

・ 黑素體轉移到角質形成細胞：已經黑素化的黑素體由黑素細胞輸送到臨近的表皮細胞。這個過程越快，則周圍細胞在同一時間接受的黑色素越多，則皮膚的顏色越深

・ 黑素體降解：黑素體進入表皮細胞後，隨細胞向表層推進，最後隨角質層的脫落而與表皮分離，這過程約需時四周。黑素體在前進的過程中會被逐漸降解，黑色人種的黑素體不易降解，在角質層中都有黑色素存在，故膚色深；白色人種的黑素體，在前進的過程中還不到角質層就直接受溶酶體酶的作用而降解，故膚色淺

黑斑的出現

以上過程發生紊亂，都可影響黑素代謝，出現皮膚黑斑或皮膚白斑。以下因素可影響黑素代謝，導致黑斑發生。

1. **酪氨酸酶活性增加**：酪氨酸酶是黑素合成所必須的一種酶，其活性增加，可使黑素增加。紫外線可促進其活性。

2. **內分泌失調**：促黑素細胞生成激素（MSH）增多、促腎上腺皮質激素（ACTH）升高、糖皮質激素減少、腎上腺素和去甲腎上腺素減少、雌激素、孕激素增多，可從不同方面加強黑素的生成及輸送，而使膚色加深。女性要特別注意的是妊娠和服食口服避孕藥時可出現黃褐斑。

3. **紫外線照射**：紫外線可使黑色素細胞增殖、黑素體生成旺盛和移動加速。近年研究發現紫外線能刺激表皮細胞產生和分泌一種物質叫"內皮素 -1"，能加速黑色素細胞合成黑素。除了日光，燈光及電腦等都存在少量紫外線，長期暴露在強烈燈光下或者持續在電腦前工作都容易誘發黃褐斑。

4. **炎症因素**：人體表皮內的巰基類化合物，可以抑制酪氨酸酶活性。表皮細胞內既存在酪氨酸酶，又存在抑制因子巰基，因此正常情況下膚色不會改變。但當皮膚發生炎症時，巰基減少，則酪氨酸酶活性相應提高，易出現黑斑。神經性皮炎、濕疹、銀屑病等炎症性皮膚病都可遺留黑斑。

5. **物理性因素**：外傷（如搔抓、摩擦）、熱輻射和各種電離放射，可使表皮的黑素細胞增殖。黃褐斑患者做面部美容時，儘量不要使用熱噴霧。

6. **某些營養物質缺乏**：如谷胱甘肽的缺乏，可使巰基來源不足。消化道吸收不良會減少營養的吸收。

7. 遺傳因素：每個黑素體製造黑素的量受到遺傳因子控制。此外，黑素體的大小、黑素化程度、數量、分佈以及降解速度，都由遺傳因素決定。本病患者有家族史可達到 30%~47%，有報告指男性患者中高達 70.4% 有家族史，提示遺傳是男性黃褐斑的主要原因。

8. 其他因素：血清銅水平升高可使酪氨酸酶活性增強。長期精神緊張、慢性肝功能不良、結核病、癌瘤、慢性酒精中毒可發生黃褐斑。化妝品可引發黃褐斑樣皮損，可能與化妝品的某些成分如氧化亞油酸、金屬成分、防腐劑和香料等有關。

面部出現黑斑除了因上述黑素代謝發生紊亂外，還有兩種與黑素代謝無關的外在原因。

1. 異物沉積：如紋眉、紋身的顏料，特別是金、銀、鉛、汞等金屬存在於真皮吞噬細胞中，都可改變皮膚顏色。這種外源性的色素呈灰至藍黑色。金屬化合物可以由皮膚接觸滲透到組織中，也可由口服通過血循環到達皮膚。

2. 皮膚微生態失衡：正常皮膚有很多微生物駐紮，我們稱為常駐菌，菌羣之間存在共生或拮抗作用，當菌羣結構比例正常時，人的皮膚也正常。如果微生態失衡，皮膚正常菌羣的結構比例改變，會使皮膚對外來菌阻抗力降低，令外來的產色素微球菌大量繁殖，並與表皮黏附、結合。它們產生的色素超過皮膚局部的自淨能力而被吸收，沉積於表皮內，使皮膚色素加深。

中醫對黃褐斑病因病機的認識

　　中醫稱黃褐斑為黧黑斑，是一種非常古老的疾病。1973 年，湖南馬王堆三號漢墓中出土了大量醫藥方技帛書和簡書，據考證大都是兩千多年前戰國至秦時代的著作，這些醫書提到了黃褐斑，當時稱黃褐斑為"面皰"、"面黯"、"顏黑"。如《陰陽十一脈灸經》提到了黃褐斑的病因病機如下："足厥陰之脈，是動則病面皰，足厥陰之脈主治。""足少陰之脈，是動則病面黯，足少陰之脈主治。""足陽明之脈，是動則病顏黑，足陽明脈主治"，認為以上三條經脈出問題則會發生面部黑斑，並提出治此病應調此三經。這三條經脈分別是足厥陰肝經、足少陰腎經、足陽明胃經，從臟腑來看，即是黃褐斑的發生與肝、腎、脾胃有關。這些理論到現在還在有效地指導中醫對黧黑斑的治療。

1. 肝鬱氣滯

　　情志失調，可使肝氣鬱結，則氣血瘀滯，不能上榮於面而生褐斑。若肝氣鬱結日久化火，灼傷陰血，使顏面失養，也可致褐斑發生。如清代《醫宗金鑒》曰："黧黑黚黯……由憂思抑鬱，血弱不華，火燥結滯而生於面上，婦女多有之。"。意思是黧黑斑是由於憂鬱所導致的，憂鬱使氣血的運行不暢，加上氣鬱日久化火傷血液，使面部因缺少血液的榮華而出現黑斑。

2. 脾失健運

　　飲食不節，勞倦過度，或肝鬱氣滯，均可影響脾胃的功能。中醫認為脾胃為後天之本，營養的吸收和轉輸要依靠脾胃，水液在體內的運行也要靠脾，脾虛使氣血不能正常生化，或不能維持體內正常的水液代謝，則痰飲內停，脈道阻澀，氣血不能榮於面，變生褐斑。如隋代《諸病源候論》曰："面黑皯者，或臟腑有痰飲……致血氣不和，或澀或濁，不能榮於皮膚，故變生黑皯。"

3. 腎精虧損

　　腎精虧耗，顏面不得榮潤則生黑斑。中醫按照五行學說，認為腎對應的顏色是黑色，或者說腎的本色是黑色，如果腎精虧損，則本色會顯露在面部而出現黑斑。明代的《外科正宗》有一句話說："鼕黑斑者，水虧不能制火，血弱不能華肉，以致火燥結成斑黑，色枯不澤。"這句話中的"水"，是指腎，因為在五行學說中，腎與水對應。"火"是一種腎陰虛導致的虛火。水虧不能制火，則虛火上炎到面部，發生黑斑。腎精虧虛還可以表現為腎陽虛，陽虛不能鼓動精血周流上承，面頰不得精血榮養而生黑斑。

　　黃褐斑的發生與性激素紊亂有密切關係。性激素屬中醫學"天癸"範疇，天癸為腎的陰精，性激素失調的症狀，中醫學常歸為腎陰虛或腎陽虛。

4. 外受風邪

皮膚腠理受風，可致氣血流行受阻，不能榮於面而生褐斑。宋代《太平聖惠方》曾説："夫面䵟䵳者，或皮膚受風邪，致令氣血不調，則生黑皯。"並認為"若皮膚受風邪，外治則瘥。"指出䵟黑斑如果是因為外受風邪所致，則僅外治就可痊癒。"外受風邪"之説頗類似於現代醫學認識的皮膚局部微生態失衡，產色素微球菌增多導致的黃褐斑。

5. 血絡瘀阻

血絡瘀阻影響皮膚的營養供應而發生褐斑。二千多年前的古文獻《難經・二十四難》早就提到："脈不通則血不流，血不流則色澤去，故面色黑如黧。"但後世醫家對此多有忽略，直到八、九十年代，才又強調血瘀在黃褐斑形成中的重要性，認為"血瘀"是黃褐斑的基本病機。現代研究也支持此觀點，多數患者有血液流變學的異常，即有明顯的血瘀表現，血瘀可使局部的損害產生大量氧自由基，導致巰基大量被氧化，不能抑制酪氨酸酶，致其活性增高，使皮膚中黑素合成增多。故現代學者提出了"無瘀不成斑"、"有斑必有瘀"、"久病必瘀"、"治斑不離血"的理論。

總之，本病與肝、脾、腎三臟關係密切，外邪與風邪有關，主要病機為氣血不能上榮於面。

黃褐斑的斷症依據和鑒別診斷

1. 常見於中青年女性

2. 於顏面對稱發生，尤以面頰、額、顴、鼻及上唇等處為多見

3. 皮損為黃褐或黑褐色斑，形狀不規則，大小不定，小者如錢幣，褐斑可融合成大片，甚者滿布顏面；邊界明顯或模糊不清，不高出皮膚，表面光滑，無鱗屑（參考圖 004，頁 319）

4. 病程較久，發展緩慢，春夏季日曬後加深，冬季較輕

5. 無癢痛感

面部有黑斑的皮膚病有很多，除黧黑斑外，最常見的為雀斑，需要進行鑒別。

與雀斑的鑒別

雀斑（Ephelides, Freckles）與黃褐斑很容易混淆，兩者最大的區別是雀斑的色素斑較小，且不融合；從發病年齡看，黃褐斑多見於中青年女性，雀斑多自幼發病。

雀斑是一種面部皮損為點狀褐色斑，常於日曬部位出現的皮膚病。該病與遺傳有關，多伴有家族病史。常自幼發病，約 4~5 歲開始，至青春期達到高峰，到老年又逐漸減輕。皮損好發在鼻樑部及眶下等易被日曬的部位，非曝光部位不發生。皮損為淡褐色或深褐色斑，針頭至綠豆大，圓形或橢圓形，邊界分明，散在或聚集分佈，但不融合。春夏日曬後顯著，秋冬減輕。

黃褐斑的西醫分型

臨床上用伍德燈（Wood's lamp）結合皮膚組織病理學改變，將黃褐斑分為以下幾種類型，被世界各國廣泛採用。

1. **表皮型**：皮損與正常皮膚顏色反差較為強烈。色素沉積於表皮基底層和基底層的上部。約 70% 的黃褐斑患者屬於本型，肉眼看皮損呈棕褐色。

2. **真皮型**：皮損與正常皮膚顏色反差不明顯。真皮上部和中部血管周圍噬黑素細胞數量增加。約 10%~15% 的黃褐斑患者屬於此型。

3. **混合型**：同一患者的某些部位顏色反差明顯，而某些部位則不明顯，表皮和真皮層均有色素沉着。臨床大約 20% 的黃褐斑患者屬於本型。

4. **未定型**：深色皮膚（黑色或深褐色）患者的色斑在伍德燈下皮損與正常皮膚顏色的反差難以辨識和分類。色素沉積主要位於真皮層。臨床僅約 2%~3% 的患者屬於此型。

以上分類方法對選擇治療方法和預估治療效果具有重要意義。一般表皮型使用脫色劑治療效果很好，而真皮型由於色素的消退由巨噬細胞轉輸支配，故脫色劑治療無效，臨床治療效果差。

伍德燈又稱伍氏燈或過濾性紫外線燈，是皮膚科的臨床診斷設備，號稱皮膚的"顯微鏡"。它以長波紫外線照射患處，如果黑素減少則折光強，顯淺色；黑素增加則折光弱，顯暗色。

中醫對黃褐斑的分型和辯證治療

1. 氣滯血瘀型

　　顏面出現黃褐色斑片，性情急躁或抑鬱，常伴有經前雙乳脹疼，月經色暗，有血塊。舌質暗或有瘀斑，脈弦澀或細澀。

　　治以疏肝理氣，活血祛斑，方藥以逍遙散加減：柴胡 10 克，白朮 10 克，茯苓 15 克，當歸 10 克，赤芍 20 克，紅花 10 克，甘草 6 克，薄荷 5 克。

　　本方以柴胡、薄荷疏肝理氣；當歸、赤芍養血活血。"見肝之病，當先實脾"，即肝病最容易影響到脾，在還沒有影響到脾的時候要先護脾，故以茯苓、白朮、甘草和中健脾。從現代藥理看，柴胡、當歸、甘草均能抑制酪氨酸酶活性，紅花有很強的抗氧化作用，赤芍能清除氧自由基，有助褐斑的消除。

2. 脾失健運型

　　色素斑呈黃褐色，環唇尤甚。面色萎黃，頭暈心悸，神疲乏力，食慾不振；舌淡苔白、脈細。

　　治以健脾和胃，升陽祛斑，可選用沖和順氣湯：黃芪 10 克，人參 3 克，葛根 10 克，升麻 6 克，白芷 10 克，防風 10 克，赤芍 10 克，蒼朮 10 克，甘草 6 克，生薑 3 片，大棗 2 枚。

　　本方來源於明代《普濟方》，用治脾胃失和導致之面色黧黑，方中以黃芪、人參、蒼朮、芍藥、大棗、生薑、甘草補脾胃；葛根、升麻、白芷、防風助陽明之氣升發於面。

3. 肝腎陰虛型

面部色斑深褐或褐黑。腰膝酸軟，頭暈耳鳴，或手足心熱，目乾澀，大便乾燥，或口乾渴，或月經量少，月經後期（即月經期推後）；舌質微紅少苔或無苔，脈細或細數。

治以滋補肝腎，填精祛斑，方藥以六味地黃丸加減：熟地10克，山藥15克，山萸肉10克，茯苓15克，杜仲10克，枸杞10克，當歸10克，川芎6克。

全方重在益精養血。六味地黃丸是有名的補益肝腎之方，增加枸杞、杜仲填精益腎。實驗研究六味地黃丸對黑素細胞增殖有抑制作用，能使細胞數明顯減少、黑素合成顯著下降、酪氨酸酶活性減弱，其中茯苓提取物對酪氨酸酶有抑制作用，山茱萸具有消除黑色素等作用。也可選用成藥六味地黃丸、杞菊地黃丸，陰虛火旺熱象明顯者，用知柏地黃丸。

4. 脾腎陽虛型

面部深褐斑，面色白略腫，體虛畏寒，肢冷，腰膝酸痛，易汗出。舌淡或暗，舌體胖，苔白，脈沉緩。

治以健脾溫腎，助陽消斑。方藥可選金匱腎氣丸合二仙湯加減：熟地15克，山藥15克，菟絲子15克，山萸肉10克，茯苓

15 克，澤瀉 10 克，丹皮 10 克，丹參 15 克，仙茅 10 克，仙靈脾 10 克，巴戟天 10 克，製附子 6 克。

全方溫腎助陽，方中包含有六味地黃丸可消斑；丹皮、丹參活血助消斑，現代研究可抑制酪氨酸酶活性。

醫案 溫補脾腎活血袪黃褐斑

患者趙某，女，50 歲，2004 年 4 月 30 日初診，自訴 1 個月前發現兩側面部有淡褐斑，顏色逐日加深並擴大。未看過醫生。平素納可，大便易溏，常有尿痛，疲乏，怕凍。已停經。皮膚檢查雙顴部各有核桃大小黑褐斑 1 塊，面色晦暗。舌暗淡，兩側有瘀點，舌體胖，有齒痕，舌苔白，脈沉細。

【診斷】黧黑斑

【中醫辯證】脾腎陽虛，血絡瘀阻

【治法】溫補脾腎，活血袪斑

【處方】腎氣丸合四君子湯加減：黃芪 15 克，黨參 10 克，白术 10 克，陳皮 10 克，茯苓 15 克，山藥 15 克，炒薏仁 20 克，熟地 15 克，山茱萸 10 克，淫羊藿 10 克，桂枝 10 克，牡丹皮 10 克，紅花 10 克，益母草 20 克，澤蘭 15 克，共 5 劑，每日 1 劑，煎煮後分 2 次服

【二診】面部褐斑色較前略淡，面色較前亮。眠較前安，仍便溏，近日咽痛。舌脈同前，唯舌苔薄黃。守前法，加清熱利咽。前方去白术、陳皮、紅花，加澤瀉 10 克、玫瑰花 10 克、桔梗 10 克、玄參 15 克，共 5 劑

【三診】面部褐斑繼續轉淡，且由團聚轉分散。咽已不痛，時有便溏，近 2 日眠欠安，疲乏。舌苔已由薄黃轉薄白。仍治以溫補脾腎，活血祛斑。前方去牡丹皮、熟地、桔梗、玄參，加白术 10 克、紅花 10 克、丹參 10 克、甘草 6 克，共 9 劑

【四診】面部褐斑已消除大部分，僅雙顴部少許點滴狀綠豆大小淡褐斑，臉色明亮、白淨。患者高興地說出門已經可以不用化妝品遮掩面色，且精神較前足，疲乏減輕，不如以前怕凍。舌淡紅偏暗，瘀點已不明顯，舌體仍較胖，輕微齒痕，脈細。遵前法前方，共 9 劑。

以後患者未再復診。數月後介紹友人前來求診，請友人轉達謝意，說前次診後，面部顏色已恢復正常，至今未發，身體狀況亦好。

【評述】本案為筆者的醫案。患者便溏，尿痛，疲乏，怕凍，舌淡，舌體胖有齒痕，舌苔白，脈沉細，為一派脾腎陽虛之象；面色晦暗，舌暗有瘀點，為陽虛運血無力，導致血瘀。脾腎陽虛，濕濁內停，阻塞脈道，皮膚失養，致生黑斑，故本案的治法定為溫補脾腎，活血祛斑。初診方中黃芪、黨參、白术、陳皮、茯苓、山藥、炒薏仁健脾去濕；熟地、山茱萸、淫羊藿、桂枝溫補腎陽；牡丹皮、紅花、益母草、澤蘭活血祛斑；益母草、澤蘭兼利濕。二診時患者濕濁稍減，血脈稍暢，故色素斑稍淡，面色較前明亮。仍守前法，唯因患者便溏、咽痛、舌苔薄黃，故去性溫之白术、陳皮、紅花，加澤瀉、玫瑰花、桔梗、玄參，加強利濕和清熱利咽之效。三診時患者面部褐斑繼續改善，仍守前法。因咽已不痛，舌苔由黃轉白，故去牡丹皮、熟地、桔梗、玄參，加白术、紅花，以增強全方的"溫運"

之效，因眠欠安，另加丹參，活血化瘀兼安神，加甘草調和諸藥。四診褐斑明顯改善，身無其他不適，效不更方。

本案前後共 28 劑，褐斑消除，可謂藥到病除。以筆者的經驗，鼇黑斑的消除並不容易，它來之漸，去之亦慢，一般 2~4 周方能見到療效，徹底治癒往往要半年甚至 1 年以上。本案患者全身症狀較明顯、單一，利於準確辨證，另外病程較短，從發現褐斑到就診僅 1 個月。可見對於鼇黑斑，患者要注意儘早治療，醫者要儘量準確辨證，方能收到捷效。

藥膳調養

1. **香附雞**：雞 1 隻，香附 20 克，枳殼 10 克，金橘餅 20 克，當歸 10 克。四味藥放入洗淨雞腹內，蒸熟，去渣吃肉喝湯。每周 1 次。本食譜中香附、枳殼、金橘餅有疏肝行氣之效，當歸活血，最適合氣滯血瘀型鼇黑斑。

2. **五白糕**：白扁豆、白蓮肉、白茯苓、山藥各 50 克，白菊花 15 克，麵粉 200 克，白糖 100 克。將藥磨成細粉，與麵粉、白糖調勻加水和麵蒸糕。久食有效。本食譜中諸中藥都有健脾之效，而實驗研究證實白菊花可抑制酪氨酸酶的活性，最適合脾失健運型鼇黑斑。

3. **美顏茶**：綠茶、龍眼肉各 5 克，枸杞子 6 克，冰糖適量。將綠茶、龍眼肉、枸杞子洗淨，放入茶杯後加少量冰糖，用沸水沖泡，代茶飲，每日 1 劑。龍眼肉、枸杞子補益肝腎、滋陰填精；綠茶有助清火除虛熱而不傷陰，且所含茶多酚有清除氧自由基之效，利於色素斑消退，最適合肝腎陰虛型黧黑斑。

4. **鹿茸酒**：鹿茸 15 克，山藥 50 克，白酒 500 毫升。用白酒將鹿茸和山藥浸泡 7 天。每服 20 毫升，一日 2 次。鹿茸、山藥補腎溫陽；白酒溫通經脈活血，最適合脾腎陽虛型黧黑斑。

5. **醋拌五味**：黃瓜、南瓜、胡蘿蔔、白菜、捲心菜各適量。洗淨切片，鹽醃 6 小時後，以食醋涼拌佐餐，可減輕面部色素沉着。有試驗研究表明，醋能通過清除氧自由基而降低黑色素的生成。本品適合任何類型的黧黑斑。

中藥面膜

1. **祛斑面膜**：白及、白僵蠶各 9 克，白附子、白茯苓、白薇各 6 克，皂角、蘆薈、綠豆各 3 克

上藥烤乾粉碎，最好過篩成極細粉末成藥粉。用藥粉 10 克，蜜糖 3 毫升，精麵粉及 40℃水少許，混合成糊狀。洗淨面部後敷上中藥糊劑，上罩塑膠保鮮膜，在保鮮膜上再蓋溫熱毛巾，待 20 分鐘後清除。每周做 1~2 次。

白及、白僵蠶、白附子、白茯苓、白蘞是古代常用於美白的中藥，其中白僵蠶是老牌美白中藥，早在兩千多年前的《神農本草經》中就已經提到白僵蠶可以"滅黑黚，令人面色好。"

2. 複方當歸糊劑：當歸、川芎、沙參、柴胡、防風、天花粉各 20 克，冬瓜仁、白芷、白及、綠豆各 10 克

上藥混合研末，過篩成極細粉末，用法如"祛斑面膜"。

方中當歸、川芎活血祛斑；柴胡、防風、白芷祛風消斑；沙參、天花粉生津潤膚；白及、綠豆黏合諸藥。以上藥都是古代常用的美白外用藥，現代研究大部分都具有祛斑功效。

臨床和實驗研究證實許多中藥對黧黑斑有療效。中藥可從多方面起效，如調節內分泌、改善微循環、抑制黑素細胞的增殖、抑制氧自由基、抑制酪氨酸酶活性、抗紫外線等。從已發報告的研究結果來看，以下中藥或其提取物可以不同程度減輕黃褐斑：黨參、白朮、豬苓、茯苓、山藥、烏梅、山茱萸、女貞子、續斷、附子、桂皮、防風、藁本、獨活、柴胡、白芷、白薇、白及、白附子、槐花、菊花、白附子、蔓荊子、白鮮皮、白僵蠶、蟬衣、白蒺藜、蒼耳子、夏枯草、金銀花、連翹、敗醬草、白頭翁、黃芩、黃連、桑樹根皮、六月雪、地骨皮、馬齒莧、紫草、苦參、天麻、當歸、紅花、丹參、牡丹皮、益母草、川芎、三七、血竭、桃仁、白芍、大黃、甘草、五倍子、皂莢、甘草等；複方中藥有

六味地黃丸、補中益氣湯、金匱腎氣丸、柴胡疏肝湯等。

針灸治療

　　針灸治療黧黑斑有滿意的療效。方法很多，但主要以體針、耳穴以及二者的綜合運用為主。穴位以足三里、三陰交、腎俞、太沖、肝俞、血海、脾俞、曲池、肺俞、合谷、太溪、關元、膈俞、氣海、支溝選用最多。配穴以辨證取穴為主，局部取穴與全身取穴相結合。以下介紹幾種針灸方法。

　　1. **毫針刺法**：主穴取肝俞、腎俞、風池。配穴選迎香、太陽、曲池、血海。肝鬱加太沖、支溝；脾虛加足三里；腎虛加關元、氣海、命門。每日 1 次，症狀好轉改為隔日 1 次。

　　2. **刺絡拔罐**：以大椎穴為三角形頂點，以兩肺俞穴為三角形兩個底角，形成一個等腰三角形為刺絡拔罐區。用梅花針在三角區內叩刺，每次選 1~2 個叩刺點，每個叩刺點上形成 15 個左右小出血點。叩刺後用 2 號玻璃罐拔罐，每個罐內出血量一般掌握在 1 毫升以內。隔日 1 次，10 次為 1 個療程。

　　3. **耳針**：相應褐斑部位、腎上腺、內分泌、腎、肝、脾、肺。相應部位點刺放血，其他主穴和配穴各選 2~3 個，以王不留行籽貼壓。每次貼一耳，兩耳輪換，3天1次。

西醫治療

西醫主要針對黑素代謝的各個環節來進行。治療上主要是從減緩局部黑色素的生成和促進黑素的分解、排泄兩方面來實施各種藥物和技術，主要方法如下。

1. **內服藥**：維他命 C、E 是目前較經典且療效肯定的藥物，兩者聯合應用療效更好；穀胱甘肽（Glutathione），與維他命 C 同時口服或混合靜脈注射可提高療效；止血環酸（Tranamic acid）局部顯微注射；托吡酯（Topiramate）、茶多酚（Tea polyphenols）口服。

2. **局部治療**：酪氨酸酶抑制劑如熊果苷（Arbutin）、蘆薈苦素（Aloesin）、甘草黃苷（Liquirtin）；脫色劑如亞油酸制劑（Linoleic acid）；抗氧化劑如氫醌（Hydroquinone）；其他如糖皮質激素（Glucocorticoid）；金屬硫蛋白（Metallothionein, MT）；壬二酸（Azelaic acid）；有表皮剝脫作用的果酸（Fruit acid）、三氯醋酸（Trichloroacetic acid, TCA）等。

3. **物理治療**：鐳射治療中的鐳射可破壞真皮上的黑素顆粒，小的顆粒隨後被巨噬細胞吞噬。冷凍治療會破壞表皮，促使黑色素隨表皮脫落。

治療誤區

● 治外不治內

外治主要是從局部控制黑素的生成和促進降解，雖然也能達到比較好的效果，但停治後色素就開始恢復。黃褐斑雖然發生在皮膚，但卻是身體內部失調的表現，不從根本上、從上游去治理，只是在下游堵和疏，暫時可解決問題，一旦不堵不疏了，多餘的色素馬上蜂擁而至，甚至會比治療前更厲害。只有從內解決色素失調的根本原因，才能徹底治癒黃褐斑。

● 欲速則不達

中醫治療講究內調，就是從源頭解決問題，使黑色素的產生和運輸恢復正常，待以前過多產生的黑色素隨表皮自然脫落後，隨之而來的就是正常的膚色。但這個調整的過程很慢，患者容易不耐煩而自行選用各種外治法和外治品，外治法過多過雜可能反而刺激皮膚，使褐斑更嚴重。

黃褐斑的預防與日常調攝

1. 避免日曬，防紫外線（包括熒光燈）和熱輻射的傷害。
2. 防物理性損傷，面部皮膚不要進行過多按摩和其他刺激。

3. 面部發生各種皮炎需及時治療，防止炎症性色素產生。

4. 不濫用化妝品，尤其不用劣質化妝品。

5. 勞逸結合，豁達大度，避免長期、過度的精神緊張。

八、斑禿

斑禿（Alopecia areata）是一種頭髮突然成片脫落的皮膚病。本病可發生於任何年齡，尤以中青年人患病更為普遍，因脫髮區常呈圓形，故本病又稱為圓形脫髮。因其發生突然，甚至初起毫不察覺，故民間俗稱"鬼舔頭"、"鬼剃頭"。中醫稱本病為"油風"，形容其發病像風一樣突然颳來，脫髮處可一毛不存，致使局部頭皮光亮如抹油。

頭髮除對頭部有保護作用外，還肩負修飾容貌的重任，任何一種脫髮性疾病，都會給人帶來無盡的煩惱。斑禿病情可以飛快進展，短時間甚至全部頭髮脫落，帶給人的豈止是煩惱，而且是恐懼。

斑禿脫髮有何特徵？

斑禿越早治療效果越好，人人都應掌握一些辨識斑禿的基本常識，一旦懷疑是斑禿可儘早就醫。

1. 頭髮成片脫落，脫髮區呈圓形或橢圓形，大小不等，小者如黃豆蠶豆大小，可漸擴大為核桃大小或更大，數目一至數個，可相互連接成片而呈不規則形（參考圖 022，頁 322）。

2. 脫髮區表面光滑，略有光澤，正常皮色。

3. 脫髮區邊緣頭髮易拔出，拔出的髮根上粗下細。如果周邊頭髮易拔出，提示病情在進展期，脫髮區可繼續擴大。

4. 病情可持續發展致全部頭髮脫落，稱為"全禿"，少數嚴重者眉毛、睫毛、鬍鬚、腋毛、陰毛甚至全身汗毛都脫落，稱為"普禿"。

與雄激素源性脫髮的鑑別

雄激素源性脫髮以前稱為脂溢性脫髮，是臨床另一常見脫髮性疾病，病因還不明確，但近年的研究認為主要原因是 5α 還原酶活性增強，使睾酮過多地轉化為雙氫睾酮而大量積聚在頭皮毛囊部位，導致頭髮生長周期縮短，毛囊退化變小，毛髮變細、變軟、變短、脫落。該病多見於男性青壯年，亦可見於部分女性。脫髮為漸進性，患者一般從二十多歲開始脫髮，男性一般先從兩鬢角、前額髮際兩側或頭頂中間開始脫髮，前額髮際線逐漸變高，或形成 M 形，嚴重者進而與頂部禿髮融合成片，僅枕部及兩顳保留剩餘的頭髮，但不易形成全禿。女性脫髮症狀較輕，多為頭頂部毛髮變為稀疏，但一般不會完全脫落而形成禿頂。患者頭油、頭屑常較多。

斑禿發生的原因

悄悄替人剃頭的是何方鬼怪？現代醫學還沒有認清它的真面目，僅認為可能與神經、精神因素和遺傳因素有關，過度緊張和機體勞累為發病的常見誘因。不少病例發病前有神經精神創傷如長期焦急、憂慮、悲傷、精神緊張和情緒不安等現象，或者這些精神因素可使病情迅速加重。另外有人認為該病的發生與內分泌失調或局部病灶、腸道寄生蟲等有關。

近年隨着分子生物學突飛猛進的發展，對斑禿病因學的認識在遺傳學、免疫學方面越來越深刻。許多研究的證據表明，斑禿是一個與 T 淋巴細胞有關的自身免疫疾病，是累及毛髮的慢性炎症性疾病，遺傳因子在發病中起着非常重要的作用，而且是多基因同時起作用。遺傳因子不僅影響斑禿的易感性，而且決定其嚴重程度。

斑禿在兒童的發病率不低，兒童斑禿初發年齡以 5~8 歲居多，甚至有 3 歲發病者。有人認為原因有其特殊性，由於兒童正處於生長發育階段，微量元素的攝入顯得尤為重要。有研究表明斑禿患兒血中鐵、鋅含量均較正常兒童低，尤其是鋅含量顯著降低，且斑禿的嚴重程度越高，脫髮面積越大，血清鋅水平的下降越明顯。鐵、鋅對於毛髮的生長起舉足輕重的作用，鋅是身體多種酶的組成成分或啟動劑，影響人體新陳代謝、組織修復、免疫功能等；而缺鐵時蛋白質合成和利用率下降，使毛囊部位營養成分減少，限制毛髮的生長，另外，缺鐵所致的缺鐵性貧血，使毛髮生長因缺氧而受到影響。因此，微量元素的缺乏可能是誘發兒童斑禿的一個重要因素。

中醫對斑禿病因病機的認識

1. 血熱生風

"血熱"是中醫捉到的第一個鬼。血熱上蒸，薰灼頭皮和髮根，可致毛髮的生長環境不良而脫落。此外，熱邪可以耗血傷陰，使毛髮營養不足，加重脫髮。金代的名醫張子和所著《儒門事親》說："世俗止知髮者血之餘也，血衰故耳，豈知血熱而髮反不茂。"當世人都認為脫髮是由於血虛不能養髮所致時，他慧眼獨具地看到了血熱對頭髮生長的影響。血熱產生每見於以下幾種情況：青少年血氣方剛，陽旺多熱；過食辛熱、煎炸之味助熱；情志抑鬱日久化火入血；過服或濫用溫補藥而致血熱；熱病後熱邪未清，邪戀營血致血熱。

2. 血瘀毛斂

"血瘀"是中醫捉到的第二個鬼。瘀血阻絡，使氣血不能達於毛根，毛髮失養而脫落。清代名醫王清任的《醫林改錯》說：

"皮裹肉外血瘀,阻塞血路,新血不能養髮,故髮脱落。無病脱髮,亦是血瘀。"臨床常見於情志內傷導致氣滯血瘀,或跌打損傷致瘀,或久病氣虛運血無力而致血瘀。瘀血阻絡導致的脱髮或有頭皮刺痛,可見面色晦暗,舌質暗淡或紫,舌有瘀斑、瘀點等血瘀症狀。如果患者用其他方法治療無效,即使沒有血瘀症狀,有時也可按血瘀來處理,即王清任説的"無病脱髮,亦是血瘀"。

3. 肝鬱氣滯

"氣滯"是中醫捉到的第三個鬼。中醫認為氣行則血行,若氣滯不行,則血也不能行,隨之而來的是毛髮失養。氣滯常由肝臟疏理氣機的功能失調所導致,精神壓力、情志不暢都可使肝失疏泄。"氣滯"與"血瘀"這兩個鬼常成雙成對出現。

4. 氣血兩虛

"氣血虛"是中醫捉到的第四個鬼。這是個虛邪鬼怪。當他們來到時,毛髮會因營養不足而脱落。明代《外科正宗》説:"油風乃血虛不能隨氣榮養肌膚,故毛髮根空,脱落成片,皮膚光亮。"氣血虧虛常因以下情況出現:長期用腦,思慮過度,心血暗耗,下汲腎陰,至精虧血少;久病及腎致精血不足;月經過多,產後出血及吐衄太多,致血液虧耗。

5. 肝腎不足

"肝腎虛"是中醫捉到的第五個鬼。這是個大鬼,在臨床出沒最多。中醫說,"腎,其華在髮",指的是腎精的充足可表現在頭髮的榮華茂盛,反之,腎精虧虛則髮不生。頭髮與腎的關係最密切,歷代生髮之法和方劑,大部分是補腎。肝經到額,與督脈會於頭巔,肝血可循經直達額、巔部,榮養其髮,若肝血虛則不能上達額、巔養髮,而肝所藏之血,與腎精同源,互相影響,榮則俱榮,損則俱損。

中醫對斑禿的分型和辯證治療

中醫根據以上對油風鬼的認識,制定了以下驅鬼方案。

1. 血熱生風型

突然脫髮,進展很快,頭髮常是大片脫落,偶有頭皮瘙癢,部分患者伴有頭部烘熱,心煩易怒,急躁不安,個別患者還會發生眉毛、鬍鬚脫落的現象。舌質微紅,苔薄黃,脈弦數。

治以涼血熄風,佐以養陰。方藥用四物湯、六味地黃丸合裁方:生地 15 克,女貞子 15 克,桑椹 15 克,茯苓 12 克,山藥 12克,當歸 12 克,川芎 10 克,赤芍 10 克,丹皮 10 克,澤瀉 10克,菟絲子 12 克,天麻 10 克。

四物湯由當歸、川芎、熟地、白芍四味藥組成。功用補血調血和血。六味地黃湯由熟地黃、山茱萸、山藥、茯苓、牡丹皮、澤瀉六味中藥組成，具有滋補肝腎之陰，瀉火涼血、除熱散瘀之功效。本方將熟地黃換為生地，增強涼血清熱之功；加女貞子、桑椹和菟絲子增強補血滋陰、烏髮生髮之效，配天麻平肝息風。諸藥合用共奏涼血養陰，熄風生髮之效。

2. 氣滯血瘀型

頭髮脫落前先有頭痛、偏頭痛，或頭皮刺痛，或胸脅疼痛，繼而頭髮呈斑塊狀脫落，可出現全禿。或夜多惡夢，或煩熱難以入睡，齘齒。舌暗有瘀斑或舌質正常，苔薄，脈弦緊或實。

治以通竅活血散瘀。方藥用通竅活血湯加減：赤芍 10 克，川芎 10 克，桃仁 10 克，紅花 10 克，丹參 10 克，王不留行 10 克，生薑 5 片，大棗 7 枚，老葱 3 根。用黃酒 250 毫升煎至 150 毫升，去滓。

通竅活血湯源自王清任的《醫林改錯》。方中赤芍、川芎、王不留行行血活血；桃仁、紅花活血通絡，推陳致新；薑、葱、黃酒通陽入絡，通利氣血運行的道路；丹參活血祛瘀，兼涼血清心除煩、養血安神；配大棗緩和芳香辛竄藥物之性。如果伴有夜難入睡，加五味子 5 克、百合 10 克、麥冬 10 克、柏子仁 10 克；多夢，加炒棗仁 10 克、遠志 6 克、合歡皮 10 克、生龍牡各 30 克（先煎）；氣滯明顯，胸脅疼痛，加柴胡 10 克、香附 10 克。

醫案：無病脫髮，立證後不輕易調方

黃某，女，2004 年 5 月 8 日初診。自訴近日理髮時發現有圓形脫髮，但不知何時開始發生。曾看中醫服三劑中藥，藥後頭皮略癢。檢查頭頂偏左有一處近核桃大圓形脫髮區，周邊頭髮可拔出。患者食慾好，二便調，眠好，經調，輕微痛經，舌偏暗紅，舌苔薄白，脈細。

【診斷】斑禿，中醫病名油風

【中醫辨證】血瘀阻絡，毛竅失養

【治法】健脾益腎，活血通絡

【處方】生熟地各 15 克，山萸肉 10 克，菟絲子 15 克，澤瀉 10 克，丹皮 10 克，生黃芪 15 克，黨參 10 克，生白术 10 克，女貞子 15 克，製首烏 15 克，羌活 10 克，當歸 10 克，丹參 20 克，紅花 10 克，川芎 10 克，側柏葉 10 克，共 7 劑。

【二診】斑禿處有少許纖細毛髮新生，頭皮不癢。舌脈同前，舌轉淡紅，舌體略胖，微齒痕，去羌活加茯苓 15 克，共 6 劑。此後反覆就診共 8 次，辨證加減用過旱蓮草、夜交藤、金櫻子、覆盆子、白花蛇舌草等，期間曾停藥 1 周，另行自服一種生髮露，服後脫髮加重，改回服中藥湯劑，脫髮再停止。6 月 12 日第五診時，新生頭髮已長至 5~8 毫米長，7 月 3 日第八診時斑禿區頭髮已生長茂密。數月後來看其他病，頭髮生長良好，未曾再脫落。

【評述】此為筆者的醫案，初診時除圓形脫髮和頭皮略癢之外，身體無其他不適，基本屬於無證可辨的情況，根據王清任所

説 "無病脫髮，亦是血瘀"，加之有輕微痛經，舌偏暗，辨證為血瘀阻絡，毛竅失養，治以活血通絡，考慮到脫髮之病肝腎為本，患者脈細，再立健脾益腎之法，健脾可補氣，提供毛髮生長的能量。本醫案在治療的過程中始終未偏離以上治法，只隨證進行小的加減，說明只要治法確立，不要輕易改弦易轍，尤其是當初見成效時。

3. 氣血兩虛型

多因病後、產後和久病而作，脫髮往往漸進加重，範圍由小到大，在脫髮區尚可見到少許散在性參差不齊的殘存頭髮，輕觸即脫，伴有唇白、心悸、氣短語微、頭昏嗜睡、倦怠無力等全身症狀。舌質淡白，苔薄白，脈細弱。

治以益氣補血。方藥用八珍湯加減：人參 6 克，白朮 9 克，茯苓 10 克，炙甘草 1.5 克，熟地 9 克，白芍 10 克，當歸 10 克，川芎 6 克，生薑 6 克，大棗 3 枚。

人參、白朮、茯苓、炙甘草為四君子湯，可補氣；當歸、白芍、川芎、熟地為四物湯，可補血；加薑、棗以調和脾胃。若食後腹脹，加炒麥芽 10 克、雞內金 10 克、玫瑰花 8 克、厚樸花 8 克；久病、大病、產後陽氣虛，加附子 10 克、肉桂粉 2 克沖服。

4. 肝腎不足型

病程日久，平素頭髮焦黃或花白，發病時頭髮常均勻地大片脫落，甚或出現陰毛、腋毛乃至汗毛的脫落，伴有頭昏耳鳴目眩、腰膝酸軟等症。舌紅，脈沉細。

治以滋補肝腎。方用七寶美髯丹加減：何首烏 15 克，菟絲子 15 克，當歸 15 克，枸杞子 15 克，懷牛膝 12 克，補骨脂 12 克，黑芝麻 12 克，女貞子 10 克，墨旱蓮 10 克

方中何首烏、枸杞子、菟絲子、黑芝麻、女貞子、墨旱蓮均補益肝腎，當歸補血活血，牛膝補腎益精，補骨脂溫補腎陽，有陽中生陰之意。七寶美髯丹是自古以來生髮、烏髮的名方，一般中藥店有成藥出售，服用較方便。

藥膳調養

1. 側柏桑椹膏：側柏葉 50 克，桑椹 200 克，蜂蜜 50 克。

水煎側柏葉 20 分鐘後去渣，再納入桑椹，文火煎煮半小時後去渣，加蜂蜜成膏。每服 15~20 克，每天 2~3 次。

桑椹補血滋陰，主治陰血不足而致的脫髮、鬚髮早白等症。能改善皮膚（包括頭皮）血液供應，營養肌膚，使皮膚白嫩及烏髮。側柏葉涼血止血、生髮烏髮，用於血熱脫髮、鬚髮早白；蜂蜜補益、潤燥、解毒，《本草綱目》曰：蜂蜜 "生則性涼，故能清熱"。本食譜適合血熱生風型斑禿。

2. 紅油鴿藕片：鮮藕 500 克，紅花 5 克，鴿肉 200 克。紅花用香油炸過，去渣取油，鮮藕洗淨切片，與鴿肉同炒，淋紅花油

於肉上即可。1~2 天吃完。

　　本食譜有涼血活血、補益氣血的作用。紅花辛散溫通，為活血祛瘀通經之要藥。鴿肉補肝腎、益氣血，健腦。鴿肉中含有豐富的泛酸，對脫髮、白髮和未老先衰等有很好的療效。鮮藕性寒，甘涼入胃，可消瘀涼血、清煩熱。《本草匯言》曰："其所主，皆心脾血分之疾。"本食譜適合氣滯血瘀型斑禿。

　　3. 核桃芝麻餅：核桃仁 50 克，黑芝麻 20 克，麵粉 500 克。將核桃仁軋碎，與黑芝麻相合，烙餅時撒於表面，烙熟即可食用。隨意食之。

　　本食物有生髮黑髮的作用。核桃仁、黑芝麻均補肝腎，潤五臟，長肌肉，填腦髓，《開寶本草》曰："（核桃仁）食之令人肥，潤肌黑髮"。本食譜適合氣血兩虛型和肝腎陰虛型斑禿。

　　4. 菟絲子粥：菟絲子 15 克，茯苓 15 克，蓮子肉 10 克，黑芝麻 15 克，紫珠米 100 克，食鹽適量。

　　將藥物洗乾淨，與紫珠米一起放入鍋內，加 500 毫升水，旺火煮開後，用微火煮成粥，加少許食鹽食之。此為 1 日的量，可長期服食。

　　菟絲子、蓮子肉、黑芝麻補肝腎；茯苓健脾補後天以養先天之腎，所含茯苓多糖能提高人體免疫力，單服一味茯苓亦有助生髮；紫珠米補中，且有烏髮之效，食鹽引藥入腎。

中藥外治法

鮮側柏葉 90 克，山奈 45 克，75% 酒精 700 毫升，入瓶浸泡 7~10 天後，將生薑切出一個平面蘸藥水，反覆用力塗擦患處。

側柏葉涼血止血、祛風生髮，是古代經常用於生髮的一味藥，現代研究發現側柏葉確實有防治禿髮的功效；山奈別名沙薑、山辣，能興奮神經，擴張皮膚和黏膜血管，改善血液循環。

目前中醫治療斑禿外用藥以酒精浸泡的酊劑居多，因酊劑芳香走竄，可使藥力滲透，直達毛根，且其活血通絡作用較強。

針灸治療

1. **梅花針法**：選穴斑禿區、後背正中線旁開 0.5 寸。

操作方法：用梅花針從斑禿區邊緣螺旋狀向中心輕巧而均勻地叩刺，由輕至重直至皮膚輕度發紅，或有少許滲血為宜；背夾脊兩側採用輕或中等刺激，由上至下叩刺，每條線反覆叩刺，直至潮紅或微微出血。間日叩刺 1 次，10 次為 1 療程。

也可用梅花針加灸法：斑禿局部用梅花針叩刺，使之發紅，再用老生薑擦至灼熱感，然後用艾條灸，溫度以能忍受為度，約灸 2~3 分鐘，每日 1 次，連續治療至頭髮生出。

梅花針叩刺斑禿區，可以疏導局部氣血，促進頭髮再生，現代研究認為其可激發調整神經機能，旺盛局部血液循環；叩刺背兩側夾脊穴可調整五臟六腑的功能，現代研究認為夾脊穴有調節植物神經的作用，可調節血液循環。

梅花針是治療斑禿最常用和有效的方法，該法操作簡單，針不深入皮膚，僅在皮膚表面刺激，故患者可自己操作，但要注意梅花針和局部皮膚的消毒。梅花針在用之前可先用消毒棉球蘸碘酒擦拭，然後浸入 75% 火酒中 30 分鐘即可取出使用，使用後用火酒擦乾淨收好下次再用。斑禿部位皮膚用 75% 火酒消毒即可。

2. 毫針刺：主穴選斑禿區、百會、頭維、生髮穴（風池與風府連線中點）、足三里、三陰交。配穴：血虛型配風池、膈俞、血海；血熱型配曲池、血海；血瘀型加太沖、丘墟；肝腎不足加肝俞、腎俞、太溪。

操作方法：用 32~35 號針呈 15°角斜刺於斑禿區四周，留針 15~30 分鐘，每隔 5 分鐘撚轉 1 次。其他穴位按常規方法針刺，間日針刺 1 次。

3. 灸法：選穴肝俞、脾俞、腎俞、斑禿局部。

操作方法：艾條灸穴位至微微泛紅，脫髮處灸 20~30 分鐘。該法操作簡單，患者可自己或請家人操作，每天薰灸至頭髮新生。

西醫治療

1. **一般治療**：尋求病因給予相應治療，對存在明顯精神因素者，給予鎮靜劑如安定、溴劑等；口服或肌肉注射維他命 B1，口服穀維素或胱氨酸等。

2. **內服藥**：糖皮質激素口服或靜脈給藥；複方甘草酸苷（由甘草酸苷、半胱氨酸和甘氨酸組成的複方制劑）口服；生物免疫抑制劑環孢素 A 口服；胸腺肽肌肉注射；新型生物學反應調節劑異丙肌苷（Inosiplex）；新型生物制劑阿法賽特（Alefacept）肌肉注射等。

3. **局部外治**：皮質激素類藥物外塗或在斑禿處皮內注射；米諾地爾；地蒽酚（蒽林）；局部免疫調節劑二苯環丙烯酮（DPCP）、二硝基氯苯（DNCB）和方形酸二丁酯（SADBE）；他克莫司或吡美莫司（療效還需進一步觀察）；維 A 酸類藥物貝沙羅汀；維他命 E 及阿托品局部注射等。

4. **物理療法**：光化學療法 PUVA（即光敏劑加長皮紫外線 UVA 照射）；308nm 準分子鐳射；氦氖鐳射；短波紫外線照射、紅外線照射；共鳴火花治療；冷凍治療；音頻電療、電磁波等。

油風病情較輕者治療效果較佳，禿髮斑不超過頭皮面積 25% 的患者，有很高的自癒率，只有約 5~10% 的斑禿會發展成全禿或普禿，全禿發生於兒童的治療難度較大。遺傳過敏性體質者發生斑禿治療也較困難。

斑禿患者的注意事項

1. **保持心情舒暢**：切忌煩惱、悲觀、憂愁和動怒。精神因素是斑禿發病的常見誘因，甚至表現在兒童患者中。有研究顯示研究組的 70 名患兒有 31 人在發病前曾受到不同程度的刺激，如受到突然驚嚇，而學齡期兒童則學習時間長，壓力較大；獨生子女比較任性，心理承受能力較差等。由於患兒精神緊張，導致植物神經功能紊亂，毛細血管持續性收縮，造成毛根部血液循環障礙，毛根生髮層的細胞功能減退而發病。對於患病兒童，家長、老師要共同配合，指導患兒調整心態，減輕其心理負擔，消除他們的不安、憂慮和恐懼感，保持樂觀情緒，在學習上不要要求過高，要合理安排他們的學習時間，並增加體育鍛煉，使患兒身心得到健康發展。

2. **飲食多樣化**：要改正偏食的不良習慣，尤其是對於兒童。斑禿與飲食關係密切，要根據症狀表現辨證和分型，制定食療方案。因本病常與心緒煩擾有關，故除保持情志舒暢外，還可適當選擇鎮靜安神的百合、蓮子、酸棗仁等食品。精血不足者應多食用富含維他命、礦物質、高蛋白、低脂肪的食物，如水果、綠色蔬菜及魚、家禽肉類等，還可服用中藥何首烏、黃芪、當歸、熟地、桑椹子等。對於兒童要補充生長發育需要的微量元素，如服用葡萄糖酸鋅、胱氨酸、維他命 B 雜等。

3. **講究頭髮衛生**：不要用鹼性太強的肥皂洗髮；不濫用護

髮用品，盡可能少用電風筒。

4. 及時治療：斑禿發生後應立即去看醫生，早診斷、早治療。在調治中要有信心和耐心，堅持治療。斑禿的治療以 3~6 個月為宜，治癒後應鞏固用藥一段時間。

九、手足癬

手癬（Tinea manus）和足癬（Tinea pedis）是發生在手掌和足蹠以及指（趾）間的淺表真菌病，為皮膚癬菌感染，可波及手、足背及腕、踝部。這是臨床的常見病、多發病，尤其是足癬，全球平均患病率可高達約 15%，香港地區患者眾多，故有"香港腳"之稱。

中醫早於元代即提出"手足癬"的病名，如《外科精義》稱："手足癬，皮剝起"，但後世常手足癬分而論之，稱手癬為鵝掌風，足癬為腳濕氣，此外還有田螺瘡、臭田螺等名稱。

手足癬不是一種嚴重的疾病，但輕者瘙癢，重者因劇烈瘙癢抓破後合併感染，可引起敗血症。患手癬更讓人痛苦，手是人的第二張臉，在社交場合伸出一雙枯如鵝爪的粗糙的手，對於任何人而言都是尷尬的；且癬是傳染病，手癬通過手的觸摸和搔抓可引起其他部位的真菌病或傳給其他人。

手足癬皮損有何表現？

手癬和足癬可以分為水皰型、鱗屑角化型、浸漬糜爛型，各有不同的皮損表現。

1. 水皰型：皮損以小水皰為主，成羣或散在分佈，皰壁厚，內容物澄清，乾燥吸收後脫屑，水皰再向周圍蔓延擴散；水皰如被細菌繼發感染可形成膿皰；常伴劇烈瘙癢。手癬多發生於掌心和指縫，足癬常發生於足心和足趾間皮膚相對薄嫩區。

2. 鱗屑角化型：皮損為紅斑、鱗屑，可擴大並蔓延至整個手掌或足底，患處皮膚變硬、增厚（參考圖 023，頁 322），足癬常見足跟部有堅硬的厚片鱗屑（參考圖 024，025，頁 322）。容易出現皸裂而疼痛。角化嚴重的手足癬，有時也稱為角化過度型。皮損可蔓延到手足背。病情長者可伴有甲癬。瘙癢程度不一。

3. 浸漬糜爛型：皮損表現為指（趾）間糜爛、浸漬發白，可有少許滲液，繼發細菌感染有惡臭。本型手癬較少見，足癬以第3、4 或 4、5 趾間多見。可伴有劇烈瘙癢。

水皰型和浸漬糜爛型常因抓破而繼發感染，可引致小腿丹毒、淋巴管炎或蜂窩織炎。

知
多
一
點
點

丹毒、淋巴管炎及蜂窩織炎

丹毒：皮膚突然發紅，色如塗丹的急性感染性疾病。發於小腿的丹毒中醫稱為"流火"。本病為 B 型溶血性鏈球菌感染，引起皮內網狀淋巴管及其周圍軟組織的急性炎症。小腿丹毒常因足癬抓破後感染所致。開始時皮膚出現小片紅斑，迅速蔓延成大片，色鮮紅，壓之褪色，鬆手復紅；紅斑腫脹，皮膚繃得很緊，光亮，稍高出皮面，邊界清楚，邊緣稍隆起，中央稍平，摸之灼手，觸痛明顯，嚴重者可出現水皰。局部症狀出現之前即有全身症狀，惡寒、發熱、頭痛、納呆等。及時治療 5~6 天後紅腫可消退，脫屑而癒。若治療不及時不徹底，易反覆發作。

淋巴管炎：發生於四肢，形態呈紅絲線狀，並迅速呈向心性走竄的急性感染性疾病，中醫稱為"紅絲疔"。患者四肢遠端原有化膿性病灶或創傷，常為手足癬，細菌由病灶區進入淋巴管，導致淋巴管和周圍組織發生急性炎症，可出現 1 條或數條紅色條紋，沿淋巴管迅速向軀幹方向走竄。伴有淋巴腺腫脹和壓痛，肘、腋或膕窩、腹股溝常有淋巴結腫大。紅絲細者症狀較輕，無全身症狀；粗者多伴有惡寒、發熱、頭痛、納呆、乏力等全身症狀。輕者 1~2 天可癒，若未消退則可於 7~10 天左右化膿。少數病情嚴重者，可經淋巴、血液傳播，引致敗血症。

蜂窩織炎：皮下、肌肉間隙或深部疏鬆組織的急性瀰漫性化膿性感染，中醫稱為"發"。致病菌主要是溶血性鏈球菌，其次是金黃色葡萄球菌。病變常發生在嚴重足癬的附近。初起局部呈瀰漫性水腫性紅斑，指壓凹陷，邊界不清，繼續發展可化膿破潰，嚴重時可引致敗血症。

手足癬是如何發生的？

1. **病原體**：引起手足癬的真菌主要是皮膚癬菌。真菌侵入皮膚後，即可激發炎症的產生，發生水皰、紅斑等皮損。炎症實際是機體的一種防衛機制，炎症及炎症後的脫屑都能將真菌排出體外。

知
多
一
點
點

真菌

真菌是廣泛存在於自然界中的一種高等進化生物，迄今已發現150餘萬種，引起人類致病的則僅發現幾百種，所致的真菌病分為淺部真菌病和深部真菌病，手足癬為淺部真菌病，深部真菌病可牽連到內臟器官。溫度最能影響真菌的生長和繁殖，一般允許真菌生長的最低溫度是 0~5℃，最高溫度為 45℃，淺部真菌最適宜的生長溫度為 22~28℃，深部真菌為 37℃。

2. **傳染途徑**：手足癬可以在人與人、污染物與人之間傳播。病人與他人肌膚相親，赤足走在被污染的地板上，與病人共用拖鞋、腳盆、浴缸、毛巾等都可能被傳染。公共浴室、健身房、游泳池等公共設施常為傳染的源頭，此外還可在家庭內傳播。足癬發病率高於手癬，常常為手癬的傳染源。

3. **誘發因素**：濕熱地區和高溫季節是手足癬高發的誘因，故此病在中國南方尤為常見，特別是常穿膠鞋和在潮濕的工作、生活環境中發病率更高；手足多汗者患病率較高；運動、活動多者易發；發病率高的職業依次為餐飲業、工人、家務清潔，推測與長期浸水或常接觸洗滌用品、溶劑，皮膚表面屏障受損導致真菌浸入感染有關。健康狀況欠佳，或因病長期應用類固醇、抗生素或免疫抑制藥等，會促進真菌生長，誘發或加重手足癬的發生。

中醫對手足癬病因病機的認識

1.外感風濕熱之邪，蘊積皮膚，則可見水皰、瘙癢。如清代《醫宗金鑒》曰："此證總由風熱濕邪侵襲皮膚，鬱久風盛，則化為蟲，是已贏癢之無休也。"

2.病久熱傷津液，不能榮潤，以致皮膚粗糙、肥厚、鱗屑。如明代《外科正宗》曰："鵝掌風由手陽明胃經火熱血燥，外受寒涼所凝，致皮枯槁。"

3.濕熱下注，致浸漬、糜爛、滲水。如《外科正宗》曰："臭田螺，乃足陽明胃經濕火攻注而成。此患多生足趾腳丫，隨起白斑作爛，先癢後痛，破流臭水，形似螺屬；甚者腳面俱腫，惡寒發熱。"

手足癬的斷症依據和鑒別診斷

1.病變發生於手足掌指（趾），或波及手、足背及腕、踝部，具備前述的皮損特徵

2.實驗室檢查真菌直接鏡檢及（或）真菌培養陽性

真菌直接鏡檢，在顯微鏡下可見透明菌絲或孢子，即為陽性。真菌培養需要用培養基培殖真菌，其陽性率略高於直接鏡檢，但需要的時間較長。要注意的是手足癬（特別是鱗屑角

化型者）的真菌學檢查陽性率較低，真菌直接鏡檢的陽性率約 39~66%，真菌培養的陽性率約 39~70%，所以真菌鏡檢和培養為陰性的患者，不能就此排除是癬，高度懷疑是癬者，可先按癬病治療，即中醫的以方測證。

醫案 以治法辨手癬真偽

鄭某，女，32 歲，2012 年 5 月 12 日就診，自訴雙手患濕疹 1 年，中西醫都治療，但病情反反覆覆，外用類固醇初有效，後無效，常生小水泡，或有鱗屑，瘙癢。檢查雙掌和數個手指側或指端紅斑、鱗屑，詢問病史，病先起右手，大約 3、4 個月後左手亦發，身體其他部位未發生過皮損，無過敏病史，有足癬史。檢查雙足，可見右拇趾甲色灰，足趾底鱗屑。故此懷疑是手癬，由足癬感染而來。但患者告知最近西醫曾檢查過皮屑，指不是手癬。筆者高度懷疑是手癬，乃按鵝掌風治療，內外用中藥 1 周，病情大為好轉，再用藥 1 周，皮損消失。

【評述】本病案患者求醫過程中一直按濕疹治療，病情未獲痊癒，甚至外用類固醇亦無效，憑此即可懷疑不是濕疹，或者先患濕疹，後繼發真菌感染而轉為手癬。雖然做過真菌檢查，但可能出現的是假陰性，故以方測證，用治鵝掌風法治之，果然痊癒。

手足癬可同時存在或單獨發生。足癬常雙側發生；手癬單側較多，往往繼發於足癬。足癬一般夏重冬輕，足汗較多者冬季也可發生；手癬多先從一隻手開始，如不經治療可發展至雙手。手癬後常造成新的傳染，導致體癬、股癬等。無論手癬還是足癬，如任其發展，都會最終發生指甲的感染而形成甲癬，甲癬較手足癬更頑固。

知多一點點

甲癬

發生於指（趾）甲的皮膚病，由皮膚癬菌侵犯甲板或甲下組織引起，中醫稱為灰指（趾）甲。其特點為指（趾）甲灰黃混濁、失去光澤、變形增厚，並可造成甲分離、甲破損。患者絕大多數伴有手足癬。本病病程緩慢纏綿，難於根治。如不及時治療，可罹病終身。

與濕疹的鑑別

手足癬與發生於手足部的濕疹極其相似，有時臨床不易區分，需要靠真菌檢查來確診，但還是有一些規律可循。

表 2.4　手足癬與手足部濕疹的鑑別

	手足癬	手足部濕疹
相同點	皮損都可表現水皰、鱗屑或乾燥、肥厚，自覺瘙癢	
病變部位	多發生於掌 / 足心、指 / 趾縫	易發生於手足背
皮損	• 皮損形態單一，水皰，鱗屑，邊界清楚 • 多單側發病，非對稱性分佈	• 皮損形態多樣，邊界不甚清楚 • 多雙側發病，對稱性分佈

甲損害	灰黃混濁，失去光澤，變形增厚，或可見甲分離、甲破損	以萎縮為主，表面不平，有橫溝紋、凹點等，質地與光滑尚可
自覺症狀	除水泡型，瘙癢較輕	瘙癢較劇烈
病史	不一定有過敏史，多有手足癬病史	有過敏史
真菌檢查	真菌直接鏡檢及（或）培養陽性	真菌直接鏡檢及（或）培養陰性

中藥外治法

癬的發生部位在表皮，一般採取外治方法即可。中西醫外治鵝掌風和腳濕氣的療效均較好。

1. 一號癬藥水：土荊皮、大楓子肉、地膚子、蛇床子、白鮮皮、苦參各 30 克，硫磺、枯礬、樟腦各 15 克。

將土荊皮打成粗末，大楓子肉搗爛，硫磺研細，枯礬打鬆，全部藥除樟腦以外用 50% 火酒浸泡，第一次加 800 毫升浸 2 天，傾取清液，第 2 次再加 600 毫升浸 2 天，傾取清液，第 3 次再加 600 毫升浸 2 天，傾取清液。將 3 次浸出的藥液混合，再將樟腦用 95% 火酒溶解後加入藥液中，待藥液澄清後，傾取上層清液即可使用，在患處塗藥水。本方適合水皰型。

2. 半邊蓮 60 克煎湯待溫，浸泡 15 分鐘，再搽藥膏。本方適合糜爛型。

3. 黃精 60 克，蛇床子、地膚子、白鮮皮、石榴皮、苦參各 30 克，明礬 15 克，生大蒜 3~4 頭（去皮打破）。上藥共放入瓷盆中，以醋 3 斤浸泡 2 日後，每日將患部浸入藥液中 2 小時，浸泡時間越長越好，連浸 10 日為 1 個療程。皮損糜爛、皸裂者慎用。

4. 生熟杏仁、大楓子（去皮）各 60 克，生豬油或羊板油 200 克，搗碎成膏。先用半邊蓮 60 克煎湯待溫，每晚睡前浸泡患手 / 足 15 分鐘，再厚敷藥膏於患處，用塑膠袋套紮患手，次日晨擦去藥膏。每日 1 次。本方適合於鱗屑角化型。

中醫對手足癬的分型和辨證治療

鵝掌風和腳濕氣皮損較甚或正氣不足反覆發作者，要配合內服中藥，內外結合方能取得較好較快的療效。

1. 風濕蘊膚型

皮損為小水皰，乾涸後脫屑，皮損漸擴大，邊界明顯，或指間潮紅、糜爛。舌紅，苔白或膩，脈滑。

治以祛風除濕。方藥用散風苦參丸加減：苦參 15 克，獨活、防風、玄參、黃精、黃連各 8 克，黃芩、梔子、菊花各 5 克。共研細末，煉蜜為丸，如梧桐子大。每服三十丸，飯後服，日三次。

散風苦參丸來源於清代《醫宗金鑒》，本加減方中苦參、黃連、黃芩、梔子清熱利濕；獨活、防風、菊花散風；玄參、黃精滋陰潤燥。

2. 血虛風燥型

手掌皮膚肥厚粗糙、乾燥、皸裂或水皰乾涸後脫屑。舌淡紅，苔薄，脈細。

治以養血潤燥，袪風除濕。方藥用袪風地黃丸加減：生地 15 克，熟地 15 克，黃精 10 克，枸杞子 10 克，菟絲子 10 克，白蒺藜 10 克，防風 10 克，川牛膝 10 克，知母 10 克，黃柏 10 克 。每日 1 劑。

袪風地黃丸都出自《醫宗金鑒》。本加減方中熟地、枸杞子、黃精、菟絲子、生地補益肝腎，養血潤燥；白蒺藜、防風袪風止癢；川牛膝活血利濕；黃柏清熱除濕；知母清熱瀉火，生津潤燥。

3. 濕熱下注型

腳濕氣糜爛，滲流臭水或化膿，腫連足背，或見紅絲上竄，甚或形寒高熱。舌紅，苔黃膩，脈滑數。

治以清熱化濕解毒，濕熱兼瘀用五神湯，濕重於熱用萆薢化毒湯，濕熱並重用龍膽瀉肝湯。

五神湯有清熱利濕功效，組成和現代常用劑量如下：茯苓 10 克，金銀花 10 克，牛膝 15 克，車前子 15 克，紫花地丁 10 克。萆薢化毒湯有利濕清熱功效，組成和現代常用劑量如下：萆蘚 10 克，當歸尾 10 克，牡丹皮 15 克、牛膝 15 克、防己 10 克、木瓜 10 克，薏苡仁 20 克，秦艽 10 克。龍膽瀉肝湯有清熱利濕功效，組成和現代常用劑量如下：龍膽草 10 克，梔子 10 克，黃芩 10 克，柴胡 10 克，生地黃 15 克，澤瀉 10 克，當歸 10 克，車前子 15 克，木通 10 克，甘草 6 克。

以上內服方劑以改善皮損狀況為主，對正氣虛弱，氣血不足，皮膚免疫機能下降的患者，在皮損緩解後要注意增加補藥，根據患者的體質分別增加補氣血陰陽的中藥，日常可配合藥膳調理。

藥膳調養

1. **黃精燉豬肉**：黃精 30~60 克，豬肉 120~150 克。

黃精洗淨切成小段，豬肉切成小塊，放碗內隔水燉熟服用。此為 1~2 天的量。本品滋陰潤燥，適合於手足癬以乾燥鱗屑為主者。黃精補氣養陰，健脾益腎，對多種細菌和真菌均有抑制作用；豬肉具滋陰潤燥之效。

2. **黃芪汽鍋雞**：黃芪 20 克，子母雞 1 隻，蔥、生薑、鹽、料酒、花椒水適量。將子母雞剁成塊，放入沸水鍋內燙 3 分鐘撈出，洗淨血末，裝入汽鍋內，加入蔥、生薑、鹽、料酒、花椒水和洗淨的黃芪片，蓋上鍋蓋，蒸 3 小時取出，撿去蔥、生薑、黃芪即成。佐餐食。

本品適合於體質虛弱，手足癬反覆發作，平素亦容易感冒者。黃芪、雞肉均具有補中益氣之效，現代研究黃芪可提高人體免疫力。

針灸治療

針灸治療對手足癬有一定療效，對皮損較頑固者，可考慮配合針灸治療。

1. **毫針刺法**：手癬主穴取合谷、勞宮、後溪、外關、中渚、八邪、曲池、足三里、三陰交。若熱重加行間，濕重加豐隆。從合谷進針，通過勞宮穴向後溪穴透刺，用撚轉手法，直至掌心產生脹熱感為止。留針 20 分鐘後，再重複行針 1 次，然後出針。其他腧穴用提插撚轉手法，中度刺激，留針 20~30 分鐘，隔日或每日 1 次，10 次為 1 個療程。

2. **灸法**：用生附子切厚片於皮損區上，以艾炷灸之。多用於血虛風燥型的病症。

3. **梅花針加艾灸**：取阿是穴（即皮損處），酒精消毒後，用梅花針叩刺，由皮損中央移向周圍，使皮膚輕微出血，並盡可能刺破周圍的小泡，用消毒棉花揩去血漬，可重複叩刺一次。再用艾條灸 5~10 分鐘，隔日 1 次，治療 5 次後，粗厚皮層可開始逐漸脫落，至 10 次後可改為每周治療 1~2 次，採用輕叩刺法。每次叩刺至微出血，揩去血漬，再用艾條灸 3~5 分鐘便可。治療至斷根一般需 15~20 次左右。

西醫治療

1. **局部治療**：根據皮損類型選擇不同的劑型。水皰型選擇溶液劑；糜爛浸漬型先用粉劑，再用霜劑；鱗屑角化型選擇霜劑、軟膏劑。

目前中國已上市的外用藥多屬於唑類或丙烯胺類，兩者均對手足癬有顯著療效。唑類的代表藥物有咪康唑（Miconazole）、益康唑（Econazole）、克黴唑（Clotrimazole）、酮康唑（Ketoconazole）和聯苯苄唑（Bifonazole）等，療程一般最少 4 周。丙烯胺類主要包括特比萘芬（Terbinafine）和布替萘芬（Butenafine）等，療程一般要 2 周。

2. **系統治療**：目前常用的系統抗真菌藥為伊曲康唑（Itraconazole）和特比萘芬，二者療效相近，均優於灰黃黴素（Griseofulvin）。口服氟康唑（Fluconazole）治療手足癬也有良好的效果。

不論中醫還是西醫治療，都要做到鋤奸必盡，以免捲土重來。在皮損已經消退之後，還要繼續治療 2 周。

手足癬的預防和日常調攝

1. 穿透氣的鞋，並保持鞋襪的清潔乾燥，勤換襪，鞋襪洗淨後置於陽光下曬乾；可使用短波紫外線等儀器清除鞋的細菌和致病真菌，減少復發。

2. 避免長期將手足浸泡在液體中。

3. 注意個人衛生，不與他人共用日常生活物品，如指甲刀、鞋子、腳盆等。

4. 患病後不要擅自外用類固醇藥膏，雖可暫時止住瘙癢，卻會使真菌瘋長，病情將會更加嚴重。

5. 若長期外用藥療效不好的患者，要檢查是否患有甲癬或甲真菌病，因為患趾（指）甲可成為真菌的集散地，反覆引發皮膚真菌感染。

6. 患病後及早治療，防止併發症的發生。

7. 積極治療已患的其他淺部真菌病和對手足癬不利的病如手足部多汗症。

醫
案
一

手癬的內外治療

賈某，男，39 歲。1998 年 6 月 26 日初診。雙掌指腹側皮疹伴瘙癢劇烈半年，曾外用多種藥膏無效。檢查雙掌紅斑，層狀鱗屑，邊界清晰，乾燥、粗糙、皸裂，無明顯伴隨症狀。舌紅，苔黃，脈浮而數。真菌直接鏡檢陽性。

【西醫診斷】鱗屑角化型手癬

【中醫診斷】鵝掌風

【中醫辨證】陰血不足，外感濕熱

【治法】養血袪風、清熱利濕

【處方】只給外用藥物治療，方用藿香、香薷、青蒿、苦參、茵陳各 30 克，煎水浸泡雙手，每日 1 次，每次 30 分鐘。浸泡後外擦達克寧霜，共用 9 劑，皮損粗糙感略有減輕，療效不顯。

【二診】考慮配合內服藥物治療。消風散加減：荊芥 15 克，防風 15 克，蟬蛻 15 克，生地 30 克，蒼朮 15 克，木通 10 克，苦參 15 克，當歸 15 克，知母 15 克，黑芝麻 30 克，丹皮 15 克，黃芩 15 克，白鮮皮 15 克，共服 8 劑，兩日 1 劑。外洗方同前。

【三診】紅斑、層狀鱗屑、粗糙、皸裂均消失，微有瘙癢，小魚際處少許細屑，舌紅，脈細。患者現為陰虛血熱之證。治以滋陰涼血，方用六味地黃湯加味內服：生地 30 克，山萸肉 15 克，山藥 15 克，丹皮 15 克，澤瀉 10 克，茯苓 15 克，加防風 15 克、刺蒺藜 30 克、蟬蛻 10 克，袪風止癢，外用方同前。6 劑而癒，隨訪至今無復發。[1]

【評述】本證因陰血不足，復外感濕熱，加之病情遷延日久，傷津耗液，化燥生風，肌膚失養所致。故表現為皮損乾燥、粗糙、皸裂、瘙癢，舌紅，苔黃，脈浮而數。治宜養血祛風、清熱利濕。一診只予外用藥物治療，故療效不顯。二、三診根據患者陰虛血熱與濕熱相互並見的臨床症狀及體徵進行辨證施治，除內服養血祛風、滋陰涼血與除濕藥物外，同時配合中藥外洗，故取得較好療效。說明當身體內環境失調時，手足癬的治療必須配合內治才能達到良效。

醫案二 針灸對證治手癬

某女，50 歲。患手癬 3 個月。手指局部起水泡，瘙癢，抓破後出黏液糜爛。治療取內關透外關，合谷透勞宮。用撚轉刮針手法，起針後用艾條懸灸 30~60 分鐘，灸至不癢。治療 7 次而癒。[2]

【評述】本醫案特點是只用針灸療法而癒。內關透外關，調理手厥陰和手少陽表裏兩經經氣，通陽除濕，調和陰陽；合谷疏風散熱，活血；勞宮泄熱。諸穴合力，調手部氣機，泄熱祛風而癒。

1　陸國蘭：〈鵝掌風辨治體會〉，《湖南中醫藥導報》；2000 年，6（6）：頁 19~20。

2　楊志新：〈相對穴在皮膚科疾病中的應用舉隅〉，《時珍國醫國藥》，2007 年，18（2），頁 232。

十、疣

　　疣（Verruca, warts）是發生在皮膚淺表的良性贅生物，因皮損形態和發生的部位不同而有不同的名稱，常見的有扁平疣、尋常疣和尖銳濕疣。其中扁平疣常發生在面部，是常見的損容性疾病。

　　中醫對疣的認識較早，兩千年前的馬王堆古醫書就有關於用灸法治療疣的記載。中醫稱呼疣的病名很多，如扁瘊、疣目、燥瘊，分別相當於扁平疣、尋常疣和尖銳濕疣，此外還有千日瘡、刺瘊、枯筋箭、瘊子等名稱。

疣的皮損有何表現？

　　所有疣的共同特點是突出於皮膚，為皮膚的贅生物，大多與皮膚色相近。但不同的疣還有不同的特點。

　　1. 扁平疣：皮損為表面光滑的圓形扁平丘疹，多為針頭、小米粒大小，少數人日久可發展為黃豆大小；初起多為正常膚色，炎症明顯時可呈淡紅色，日久可呈褐色；好發於顏面和手背。該病多發於青少年，故又稱為"青年扁平疣"（參考圖 003，頁 319）。

2. **尋常疣**：皮損初為針頭大小丘疹，可發展至綠豆大，半球形或多角形，色灰白或污黃，表面蓬鬆枯槁，狀如花蕊，粗糙而堅硬，遇撞擊易出血；好發於手背、手指、足部、甲周，也可見於頭面部（參考圖 026，頁 322）。發於面部眼周和頸部者，可呈單個柔軟絲狀突起，又稱"絲狀疣"。

3. **尖銳濕疣**：男性多發生在陰莖龜頭、冠狀溝、系帶，女性多發生在陰唇、陰蒂、宮頸、陰道和肛門。皮損為淡紅、灰色或淡褐色柔軟贅生物，濕潤，大小不一。初起為淡紅色小丘疹，逐漸增大增多，表面分葉或呈棘刺狀。皮損可相互融合呈線狀、乳頭狀、菜花狀、雞冠狀、蕈狀，觸之易出血。繼發感染可出現糜爛、潰瘍、溢血等，可伴有惡臭。本病為性傳播疾病，一般見於成人，常有不潔性交史。

疣是如何發生的？

1. 疣為感染人類乳頭瘤病毒（HPV）所致

HPV 有 70 多個亞型，由於感染的病毒亞型的不同而有不同的臨床表現。多通過直接接觸而傳染，尖銳濕疣通過性接觸而傳染，少數可通過污染物傳染。皮膚的微小創傷能促進感染的發生。

2. 免疫功能低下

疣的發生與被感染者自身的免疫功能，特別是細胞免疫功能的低下有密切關係。有免疫功能缺陷的人，疣的發生率高於正常人，且治療效果差。免疫抑制劑和皮質類固醇的長期應用可促使疣的發生，亦不容易治癒。

3. 尖銳濕疣的誘發因素

男性包皮過長，女性白帶過多及孕婦較易發生。有其他性病如淋病者易繼發尖銳濕疣。

病毒處於表皮細胞的核內，其濃度在感染 6~12 個月時達最高水準，以後逐漸減少以致消失，故疣可在 1~2 年內自行消退，故中醫有千日瘡之稱。

中醫對疣病因病機的認識

1. 腠理不密，風熱毒邪內侵，搏於肌膚，凝聚成結。如《諸病源候論》說："疣目者，人手足也，或生如豆，或如結筋⋯⋯此亦是風邪搏於肌肉而變生也。"中醫古代沒有顯微鏡，看不到病毒，但認識到該病是由外感邪氣導致的。

2. 怒動肝火或憂鬱傷肝，肝血不足，筋氣不榮，外發肌膚而致。如《外科正宗》說："枯筋箭，乃憂鬱傷肝，肝無榮養，以致筋氣外發。初起如赤豆大，枯點微高，日久破裂，鑽發筋頭，蓬鬆枯槁。"中醫認為這種外發的堅硬贅生物，是皮下之筋鑽出所致。而"肝主筋"，故認為是情志傷肝，或肝血虛不能濡養筋，而使經筋堅硬鑽出皮膚。

3. 氣血失和，局部氣血凝滯。中醫認為任何腫物、結節都與氣血失於流暢而停滯於局部有關。疣為一種皮膚的贅生物，結於皮膚，故也與氣血停留不運有關。

中藥外治法

疣是一種病毒感染性疾病，由於很多中藥有抑制病毒作用，故以中醫治療疣病能顯示其優勢。疣的治療以藥物外治為主，以下介紹幾種外治方。

1. 祛疣湯：香附 30 克，木賊 30 克，板藍根 30 克，山豆根 30 克。煎湯，待溫熱後擦洗患處，根據皮損數目和面積大小的不同每次擦洗數分鐘到十幾分鐘，至患處皮膚發紅，每天 2~3 次。本方香附辛香走竄，調血中之氣而散結；木賊疏散風熱，又走肝經血分而散瘀；板藍根、山豆根清熱解毒，消腫散結。上述中藥都有抗病毒作用。

2. 掃疣平瘊湯：木賊 30 克，丹參 10 克，紅花 10 克。用醋 500 毫升浸藥 2 天即成藥醋。使用時將棉球浸透藥液，外搽患處，每天 2~3 次。本方有清熱涼血，活血散結的作用，且對病毒有抑制作用。

3. **推疣法**：治療疣目可用該法。在疣的根部用棉花棒與皮膚平行或呈 80 度角向前推進，可將疣推除，推除後創面用消毒棉球壓迫止血，血止後，可塗少許上述洗擦法的藥液，或搽市售的 2% 碘酒，然後用紗布蓋貼，膠布固定。在用前述的藥液擦洗法時，若遇尋常疣為單個較大，可先採用推疣法再塗藥。

4. **鴉膽子仁敷貼**：先用熱水浸洗患部，若為尋常疣表面堅硬，可先用刀刮去表面的堅硬角質層，然後將鴉膽子仁搗爛敷貼在患處，用膠布固定，3 天換藥 1 次。

針灸治療

1. **毫針刺法**：主穴選“母疣”（指最先長出或體積最大者）；疣數量較多者，配風池、曲池、合谷、血海；肝鬱者，配太沖。

操作方法：用 26~28 號 0.5~1 寸粗之毫針，疣體常規消毒後，左手用力捏起疣體，至疣體變蒼白，右手持針快速從疣頂部刺到基底部，大幅度撚轉行針使局部產生酸脹感，然後搖大針孔，迅速出針，放血 1~2 滴，再壓迫止血。若疣體較大，再根據疣體大小在疣底部邊緣用 4~8 根針圍刺，針尖均朝向基底部中心斜刺，直徑小於 0.2cm 的扁平疣則無需圍刺。扁平疣數量較多時，可分批治療，從最早出現、體積最大的疣體開始，一般每次不超過 5 個。配穴常規針刺，針用瀉法。3~5 天針刺 1 次，5 次為 1 個療程。

本刺法以刺疣體局部為主，用粗針刺出血再按壓止血，意在破壞疣底部的供應疣體的營養血管，使之出血，阻塞、斷絕疣體的血液供應，使疣體枯萎脫落。風池、曲池、合谷針而瀉之，散風清熱；再針瀉血海涼血化瘀、軟堅散結，更有助於疣體之枯萎。

2. 火針療法：取阿是穴（即疣體）。

操作方法：疣體常規消毒後，選擇與疣體大小相適合的平頭火針，將其前端置於酒精燈上燒熱，然後用火針對準疣體，反覆點燙疣體表皮，以表皮變白、破損為度。不可刺得過深，7~10 天後，點燙疣體結痂自行脫落，注意不要用手揭痂。針刺 3 天內勿用水洗患處，以防感染，可於火針刺後貼防水膠布。疣多者分批治療，一般每次治療 5 個以下疣體。面部皮疹和瘢痕體質患者禁用此法。

3. 耳針療法：取阿是穴（皮損相應部位）、肺、腎上腺、內分泌、皮質下、交感。

操作方法：可採用壓豆法，取單側耳穴，尋找敏感點，用膠布將王不留行籽貼壓於穴位上，每次每穴揉按 40~50 次，每日揉 3~4 次。3 日更換 1 次，雙耳交替。也可採用毫針刺法。耳針療法對病程較短者療效好，無副作用。

4. 灸法：取阿是穴（局部皮損部位）。

操作方法：用點燃艾條在疣體處熏灸，每次約 10~15 分鐘，灸至疣體及底部和周圍皮膚潮紅，有灼熱感為度，注意避免起泡，勿燙傷皮膚。每日灸 1 次，10 次為一療程。本法適用於散發面積大的疣。

中醫對疣的分型和辯證治療

皮疹數目少，病初發者可僅用外治法。但若皮疹數量多，病程長，則多是患者正氣不足，體內陰陽氣血失調，需要配合中藥內服治療，繼發感染者也需內服中藥。

1. 風熱血燥型

尋常疣結節堅硬粗糙，色黃或紅。舌紅，苔薄，脈弦數。

治以養血活血，清熱散結，方用治疣方加味：熟地 12 克，製何首烏 6 克，杜仲 6 克，赤芍 9 克，桃仁 9 克，紅花 9 克，丹皮 9 克，赤小豆 9 克，白朮 9 克，牛膝 9 克，板藍根 15 克，夏枯草 10 克。方中熟地、製何首烏、杜仲、赤芍、桃仁、紅花、丹皮、赤小豆、白朮、牛膝益氣養血活血；板藍根、夏枯草清熱解毒散結。

2. 濕熱血瘀型

尋常疣結節疏鬆，色灰或褐，舌暗紅，苔薄白或膩，脈細。

治以清熱祛濕，活血散結，方用馬齒莧合劑加味：馬齒莧 30 克，大青葉 15 克，紫草 10 克，敗醬草 10 克，桃仁 10 克，紅花 10 克，赤芍 10 克，薏苡仁 30 克，冬瓜仁 15 克。方中馬齒莧、大青葉、敗醬草、薏苡仁、冬瓜仁清熱祛濕；紫草、桃仁、紅花、赤芍涼血活血。

3. 熱毒蘊結型

扁瘊皮疹淡紅，數目較多，伴口乾不欲飲，身熱，大便不暢，尿黃。舌質紅，苔白或膩，脈滑數。

治以清熱解毒，活血軟堅，方用藍醬祛疣湯：板藍根 30 克，敗醬草 30 克，蜂房 8 克，馬齒莧 15 克，夏枯草 10 克，紅花 10 克，赤芍 10 克，香附 12 克，木賊 10 克，生薏苡仁 30 克，牡蠣 30 克。方中板藍根、敗醬草、蜂房、馬齒莧清熱解毒；夏枯草、木賊、香附入肝經清肝熱；紅花、赤芍、牡蠣行氣活血軟堅散結。

4. 熱瘀互結型

尋常疣、扁平疣病程較長，皮疹較硬，皮疹黃褐或暗紅。舌暗紅，苔薄白，脈沉緩。

治以解毒活血散結，方用桃紅四物湯加味：桃仁 10 克，紅花 10 克，赤芍 10 克，川芎 10 克，生地黃 15 克，當歸 10 克，生黃芪 15 克，板藍根 15 克，紫草 10 克，馬齒莧 15 克，浙貝母 15 克，薏苡仁 30 克。方中前 6 味為桃紅四物湯，養血活血散結；黃芪益氣助生血；板藍根、紫草、馬齒莧、浙貝母清熱解毒散結。

5. 濕毒下注型

尖銳濕疣皮損表面穢濁潮濕，伴小便色黃或不暢，苔黃膩，脈滑或弦數。

治以利濕化濁，清熱解毒，方用萆薢化毒湯加味：萆薢 10 克，當歸尾 10 克，丹皮 15 克，牛膝 15 克，防己 10 克，木瓜 10 克，薏苡仁 30 克，秦艽 10 克，黃柏 10 克，苦參 10 克，土茯苓 20 克，大青葉 15 克。全方清熱解毒利濕。

6. 火毒熾盛型

尖銳濕疣繼發感染，皮損色淡紅，表面有大量穢濁黃白分泌物、惡臭、瘙癢、疼痛。伴小便色黃而少，口渴欲飲，大便乾結。舌紅，苔黃，脈滑數。

治以清火解毒，化濁利濕，方用黃連解毒湯加味：黃連 8 克，黃芩 10 克，黃柏 10 克，梔子 10 克，苦參 10 克，萆薢 10 克，土茯苓 30 克，大青葉 15 克。全方清熱解毒利濕。

以上各方劑均以水煎服，1 日 1 劑，分 2 次服。

藥膳調養

1. 苡仁茶：生薏苡仁 30 克煲水代茶飲，或加紫草 15 克。薏苡仁、紫草是現代治療疣的常用中藥，薏苡仁健脾祛濕，單用即對疣有治療作用。紫草涼血活血，對病毒有較好抑制作用。

2. 苡仁米粥：生薏苡仁 100 克，紫草 10 克，板藍根 10 克，木賊 10 克。先用水 500 毫升煎煮後 3 味藥 20 分鐘，去渣取汁後，再入薏苡仁同煮為粥。早、晚分服。生薏苡仁健脾祛濕消疣，紫草、板藍根清熱解毒，木賊疏風，三藥均對病毒有抑制作用。

3. 紅花茶：紅花 6 克，沸水沖泡代茶飲，每日 1 劑。紅花活血，有助疣體消散。

西醫治療

1. 內治：口服左旋咪唑（Levamisole），口服氧化鎂（Magnesium Oxide）。皮下注射轉移因子（Transfer Factor）。肌注聚肌胞注射液（Poly I:C）。此外，可肌注維他命 B12。

2. 外治：5- 氟脲嘧啶（Fluorouracil）軟膏、酞丁安（Ftibamzone）軟膏外塗。此外用維甲酸（Vitamin A Acid）霜外塗，助疣體脫落。對皮損數目較少者，採用冷凍、鐳射、電灼等手術治療。

疣的預防和日常調攝

1. 不要搔抓皮膚，以免皮破病毒乘機入侵。患病後更不能搔抓皮疹部位，否則會傳染到皮疹周圍的健康皮膚。

2. 保持皮膚清潔衛生，特別是外生殖器部位的潔淨乾燥。

3. 外出住宿時注意寢具衛生，以免被不潔寢具感染。

4. 禁止嫖娼賣淫，力戒多性伴侶的生活。

5. 尖銳濕疣患者需夫婦雙方同時治療。女性患者應做子宮頸細胞學檢查，因為 HPV 感染可併發宮頸上皮內腫瘤。

6. 治療尖銳濕疣前，應先治療局部的其他感染，因為有炎症的皮膚皮疹易擴散。

7. 扁平疣在治療過程中，如突然瘙癢，基底部紅腫，損害突然增大，損害趨於不穩定等，是消退期出現的預兆，此時要堅持治療，否則前功盡棄。

第二部

皮膚病的預防調攝

與皮膚保養

一、皮膚病的預防與調攝

1. "正氣存內，邪不可干"

這是中醫預防疾病的金句。意思是只要體內正氣強盛，也就是身體的抵抗力強，邪氣就不能干犯人體，人也就不會生病。

正氣指人體五臟六腑正常的功能活動和隨之而具有的抗病和修復能力。不論何種邪氣侵犯人體，人體的正氣都會自動抵抗和調節，將疾病消滅於無形，病去後，人體正氣又會自動修復疾病造成的損傷。可致人生病的因素何其多，但一夫當關，萬夫莫開，只要正氣充足，就不懼各方邪氣。這是一種以不變應萬變的思維。小至感冒，大至癌症，在初起時人的正氣都會將它消滅。皮膚病也一樣，病因很多，有時漫無頭緒，但若保住人體正氣充足，則不需去查清原因，病自可癒。但若正氣出問題，則人體的自動調節失靈，在邪氣的干犯下必定發病。

正氣充盛的前提是人體內環境的平衡以及內環境與外環境的整體平衡，這種平衡一旦遭到破壞，就會導致疾病的發生。中醫治病的最高概括是"平衡陰陽"，其實就是調整人體的整體平衡，使正氣恢復正常，讓恢復了的正氣去抵抗邪氣。或者說，中醫治病就是修理人體的調節系統，讓系統去應付致病因素。很多皮膚病的發生或加重，都與人體的正氣出問題有關，所以皮膚病的預防和調攝，要牢記"正氣存內，邪不可干"，從日常生活起居、飲食睡眠、精神情志等方面穩定和加強人體的正氣。對醫者而言，要注意保護人體的正氣，不要對它造成醫源性損傷，如為了驅趕邪氣而長期給患者清熱解毒藥可損傷脾胃之氣，不合理的過用活血藥可傷氣，過用溫補藥可傷陰，不合理的補藥可補一臟而傷他臟等等，導致人體陰陽失衡。

2. "虛邪賊風，避之有時"

《黃帝內經》的這句話不如前述金句出名，只能得個銀句的身份。但這兩金銀句好比是一副對聯的上下聯，缺一不可。這副對聯的上聯是"正氣存內，邪不可干"，下聯是"虛邪賊風，避之有時"，橫幅是"治未病"。

甚麼是虛邪賊風？虛邪原意為虛風，指自然界四時不正之氣，即非時之氣，也即反節令的氣候，因為易致人生病，便稱為虛邪；賊風與虛風同義，如《黃帝內經》〈靈樞·歲露論〉說："虛風，賊傷人者也"，賊者，傷害之義，故《素問·上古天真論》將"虛邪"、"賊風"疊用為"虛邪賊風"，泛指一切不正常的氣候變化，現引申為有害於人體的外界致病因素。"避之有時"原意為要根據時令的變化去避開每個季節當行的虛風，現可理解為要時刻注意避免虛邪賊風。

"正氣存內，邪不可干"說的是只要保持身體健康，則不會生病；"虛邪賊風，避之有時"說的是要注意避免外邪的侵犯，以免生病。這上下聯是否矛盾呢？是否可以只注重其中一方便不生病呢？其實兩者不矛盾，內經首先強調的還是保"正氣"，但老虎還有打盹的時候，何況人，總會有一時疏忽而讓外邪有機可乘，比如夏天貪涼，夜晚睡覺不加衣或蓋被，則會讓外邪有可乘之機，因為在夜晚保護人體的衛士——"衛氣"會從皮膚收回體內休息，待天明再出到體表執行"保家衛國"的任務。夜晚沒有衛氣的保護，虛邪賊風則可乘虛侵入，故內經還有一句話叫"邪之所湊，其氣必虛"。唐代王冰在解釋"虛邪"時說："邪乘虛入，是謂虛邪。"指出四時不正之氣只能乘人體正氣虛弱之時始能傷人致病。除此之外，任何一個組織器官的局部虛損，也可讓外邪乘機入侵，如皮膚碰傷、抓破，細菌病毒可入侵，導致多種皮膚病，甚至繼續發展至內臟病。人很難做到時時處處毫無疏漏，如《證治要訣》所言，賊風"天地之間無所不入，一罅不塞，來不可禦，人之一身，縝密者少，疏漏者多，風乘之也，輕則為感，重則為傷，又重則為中（即直中體內）"。

皮膚在人體的最外層，任何外邪致病，初起都易侵襲肌膚，阻於肌表而發生或加重皮膚病。所以皮膚病的預防特別要注意"虛邪賊風，避之有時"。未患皮膚病時，除加強整體的"正氣"之外，要注意保護皮膚，保持皮膚的清潔衛生，不搔抓，免碰撞，適當塗抹護膚霜，適當用衣服遮蓋等。現代人尤其女性，對面部的皮膚格外上心，有人除塗抹各種美白霜、防皺霜外，還頻密做美容護理，去死皮、脫毛、按摩、敷面膜，還外加各種現代儀器在面部皮膚掃描、電刺激、鐳射刺激、彩光刺激、射頻刺激等，可憐皮膚經這麼反覆折騰，會精疲力盡，哪還能盡藩籬的責任？都自身不保了。尤其是已有慢性皮膚病的人，為治好皮膚病，對皮膚折騰得更厲害，為此筆者常告誡這類患者，讓皮膚好好休息，恢復皮膚自身的抵抗力。

3. "恬淡虛無，真氣從之，精神內守，病安從來"

以上出自《黃帝內經》的首篇〈素問‧上古天真論〉，道出中醫養生防病的真諦。

生活要淡泊質樸無華，心境要平和寧靜少慾，這樣人的精氣就不會被消耗，精和神就可以牢固內守在體內，如此，病從哪兒來呢？這其實是道家尊奉的養生大法，道家提倡"清靜無為"，認為人的思想要安靜、清閒，不要有過多的慾望，這樣就能使精神愉快，神志健全，精氣內守，而致形體健康甚至益壽延年。如老子在《道德經》中指出："淡然無為，神氣自滿，以此將為不死藥。"莊子則提出"靜則無為……無為則俞俞，俞俞者憂患不能處，年壽長矣"（《莊子‧天道》）。此句中的俞通"愉"，後人解釋為"俞俞，從容和樂之貌也"，"喜也"。

中醫深受道家影響，認為情志內傷是致病因素之一。人體的情志活動與內臟有密切的關係，不同的情志刺激對各臟腑有不同的影響，如〈素問・陰陽應象大論〉指出："怒傷肝"，"喜傷心"，"思傷脾"，"憂傷肺"，"恐傷腎"。喜怒憂思悲恐驚本是人的正常情感，但如果有突然、強烈或長期持久的情志刺激，則可能超過人體五臟正常生理活動範圍，會使臟腑氣血功能紊亂，氣機逆亂，導致疾病發生，並通過經絡傳至體表，導致皮膚病的發生。《黃帝內經》〈靈樞・本神〉說："心，怵惕思慮則傷神……毛悴色夭"，"脾，憂愁而不解則傷意……毛悴色夭"，"肝，悲哀動中則傷魂……毛悴色夭"，"肺，喜樂無極則傷魄……皮革焦，毛悴色夭"，"腎，盛怒而不止則傷志……毛悴色夭"。這段話連用了五個"毛悴色夭"，反覆地強調了情志病變對人的皮毛那不可忽略的影響。

現代科學研究證實，人的神經、內臟、血管、肌肉、皮膚及內分泌功能都隨着情緒變化而改變，不良情緒還易使人的新陳代謝降低，這種種影響都可使人發生各種身心疾病，而身體的任何部位受心理影響都沒有皮膚的反應來得強烈。銀屑病、白癜風、神經性皮炎、斑禿、扁平疣、痤瘡、黃褐斑等皮膚病的發生都與精神刺激或與情緒有關。所以對皮膚病的預防和治療，一定要考慮到精神情志因素。疏肝解鬱、養血柔肝、清心安神、養心安神等，是治療皮膚病的常用治法，常能收到它法不能達至的效果。

4. 飲食與皮膚

中醫很重視飲食與疾病的關係，在中醫病因學中，有"飲食不節"一條。飲食不節可直接引發或誘發疾病，在皮膚病中也有表現。

(1) 飲食不節可直接導致皮膚病

飲食不節包括飲食不潔和失宜，過飢或過飽或飲食偏嗜。

● **飲食不潔**：污染的食物會導致腸胃病，引致腹瀉。腹瀉破壞腸黏膜屏障，易透過致病物質如較高分子量的抗原而引發過敏性疾病。

● **飲食失宜**：飢飽失常均可發生疾病，過飢則攝食不足，氣血生化之源不足，久之氣血衰少，影響人體的正氣，容易感染疾病。反之，暴飲暴食、過飽、飲食攝入量超過脾胃消化、吸收和運化能力，則容易產生消化不良，同樣影響營養的吸收。陶弘景在《養性延命錄》中指出："飲食多則氣逆，百脈閉，百脈閉則氣不行，氣不行則生病。" 氣逆、脈閉可使營養精微運行不暢，皮膚會因缺乏營養失去正常的抵抗力。

● **飲食偏嗜**：若飲食五味有所偏嗜，可導致某些營養缺乏而發生疾病。另外，中醫認為食物也有中藥的五味，即酸苦甘辛鹹，各入不同的臟腑，如果長期偏食某一氣味食物，就會引致臟腑之間不平衡而功能失調，並反映到皮膚。如〈素問‧五藏生成篇〉説："多食鹹，則脈凝泣而變色；多食苦，則皮槁而毛拔；多食辛，則筋急而爪枯；多食酸則肉胝皺而唇揭；多食甘，則骨痛而髮落。"

(2) 飲食不節導致脾胃功能失調，繼發多種皮膚病

飲食不節的另一個重要影響是可傷害脾胃，引起脾胃功能失調。中醫的脾胃系統不完全等同於西醫的消化系統，它還與人體津液的輸送和水液代謝有關，以及有固攝人體體液的作用。脾胃功能失調，皮膚可出現以下問題。

- 若津液的輸送失調，會容易發生一些乾燥性的皮膚病，如乾燥性濕疹、乾燥綜合症；或導致皮膚乾燥，肌肉鬆垂，毛髮枯乾，雙目乾澀，口唇乾裂。

- 若水液代謝紊亂，代謝廢水不能排出體外，會變成中醫稱謂的濕邪，溢於皮膚會引起一些濕性皮膚病如濕疹和皮膚水腫。如果濕邪再蘊久化熱，就會引發一些類似西醫的炎症性感染性皮膚病，如痤瘡的炎性皮疹、毛囊炎等等。

- 若脾固攝人體體液的作用失常，會發生出血性疾病，如過敏性紫癜和其他皮下瘀點、瘀斑類皮膚病。另外可能發生汗液不能固攝，而導致出汗增多，誘發或加重一些皮膚病如多汗症、汗斑、神經性皮炎、濕疹。再者，痤瘡、脂溢性皮炎病人皮脂分泌多，往往與脾的固攝作用失調有關。

- 脾胃功能失調可引發眼瞼和口唇的皮膚病。在中醫理論中，心與舌相關，肝與眼相關，肺與鼻相關，腎與前後陰竅有關，而脾與唇相關，表現在臨床，是口唇和唇周的皮膚病常與脾胃出問題有關，如唇炎、口周皮炎。在中醫眼科的五輪學說中，肉輪為眼瞼屬脾，所以發生在眼瞼的病常與脾有關係。

(3) 食物的藥性直接影響皮膚

• 食物寒熱溫涼偏性的影響

中醫認為皮膚病發生在皮膚，但根本的原因是在身體內部的失調，中醫高度概括為陰陽失調。中醫治病，就是將失去平衡的陰陽調整得平衡。如陽盛會導致熱性的病，陰盛會導致寒性的病，治療的時候會"熱者寒之，寒者熱之"，即用寒涼的藥物治療熱性的病，用溫熱的藥物治療寒性的病，以偏糾偏，如果用反了，熱性的病用溫熱的藥，寒性的病用寒涼的藥，就不但治不了病，還會加重病情。

中醫認為"藥食同源"，食物與藥物一樣，也具寒熱、溫涼不同的性質，這種偏性必定如藥物一樣對人體內環境的平衡產生影響，只是影響力比藥物輕一點。所以，食物既可以誘發或加重皮膚病，也可以輔助藥物治療皮膚病。

如煎炸之品性多燥熱，多食則易助生火熱而誘發或加重火熱性的皮膚病，如表現為紅腫熱痛的各種紅斑性或炎症性皮膚病，如玫瑰痤瘡、痤瘡、多形紅斑、唇炎、日光皮炎等；油膩黏滑食品多具濕熱之性，多食易致濕熱上熏或下注，引起頭面部或身體下部的炎症性或感染性皮膚病如毛囊炎、膿皰瘡、脂溢性皮炎、濕疹、足癬等；多食寒涼的食物對某些寒性皮膚病不利，如寒冷性蕁麻疹、凍瘡、冷紅斑等。以上提到的各種皮膚病，當然要忌口相應的食物，否則會加重病情。

相反，如果熱性的皮膚病吃一些寒性的食物，如綠豆、苦瓜；寒性的皮膚病吃一些熱性的食物，如羊肉、薑，則對病的治療有幫助。寒涼性的食物一般具有清熱瀉火、涼血解毒之效，多用於瘡、癤、癰等皮膚病；溫熱性的食物，一般具有溫經通絡、活血化瘀、去痰除濕之功，多用於結節、瘀血、紫斑、黑斑、水皰、滋水等性質的皮膚病。但要注意在服中藥的時候，不要過多配合食物調理，恐加重偏性。

- **食物氣味的影響**

在中醫理論中，食物如藥物一樣具有五味 "酸、苦、甘、辛、鹹"。五味對人體各有不同的作用。

具辛味的食物，如葱、薑、大蒜、辣椒，大多溫熱且具行氣、活血作用，主要適用於有結節、瘀血、寒性的皮膚病，但因其溫熱、發散作用，可能導致某些皮膚病加重，如紅斑性、過敏性皮膚病或者熱底的病人便要戒口。

具甘味的食物，如蜂蜜、核桃、龍眼肉，善於補益氣血，滋陰潤燥，常用於乾燥性皮膚病，如慢性濕疹、皮膚瘙癢症、乾燥綜合症。但過於甘甜，會影響脾胃的功能，所以對於某些皮膚病人，尤其濕性較重的病人，不能過食甘甜。

具苦味的食物，如苦瓜，多具有清熱瀉火，燥濕解毒的作用，多用於熱性皮膚病。如果是寒性皮膚病或者寒底的病人就要忌口。

具鹹味的食物，如海帶，具有軟堅散結、瀉下的作用，常用來治療結節性皮膚病，如結節性痤瘡等。但一些有慢性泄瀉的病人就要少吃一些。

具酸味的食物，如馬齒莧，檸檬、柚子、蘋果、甜瓜、葡萄等，能收斂、固澀，常用於滲出的皮膚病如濕疹以及油脂分泌增多的皮膚病如脂溢性皮炎等。但有些情況就要避免酸性食物的收斂性，如有的皮膚病人，皮膚很紅熱，不出汗，中醫師會要設法發汗，消除皮膚的紅熱，這時就要忌酸性食物。

(4) 食物的功效對皮膚的影響

各種食物都具有一定的效能，運用得好，可以幫助預防和治療皮膚病，反之會誘發或加重皮膚病。如生薑、紫蘇能解魚蟹毒，烹調魚蟹類食物加一點進去，不但能調味，還可用於防止過敏性疾病的發生。但生薑性熱，所以熱性皮膚病要慎食。臨床一般要綜合考慮食物的性、味和效能來決定某種食物是否能吃，或者不能吃，或者少吃，或者配合其他食物一起吃。

(5) 現代醫學對食物不耐受的認識

近年，食物不耐受成為世界各國的研究熱點。甚麼是食物不耐受？與疾病有甚麼關係？

- **食物不耐受是由免疫球蛋白 IgG 介導的變態反應**

免疫系統把進入人體內的某種或多種食物當成有害物質，從而針對這些物質產生過度的保護性免疫反應，形成食物特異性 IgG 抗體，IgG 抗體與食物顆粒形成免疫複合物，可能引起所有組織發生炎症反應，並表現為全身各系統的慢性症狀與疾病。

- **食物不耐受可導致各種皮膚病**

據英國過敏協會統計，有高達 45% 的人對某些食物產生不同程度的不耐受，嬰兒與兒童的發生率比成人更高。目前研究表明，慢性蕁麻疹、濕疹、異位性皮炎、皮膚瘙癢症、皮膚澱粉樣變、過敏性紫癜、痤瘡及銀屑病的發生均與食物不耐受有關。

- **常見不耐受食物**

常見不耐受食物包括蛋清、蛋黃、牛奶、螃蟹、蝦、大豆、小麥等，發生食物不耐受的患者可同時對 4~5 種或更多食物產生不耐受。很多嬰幼兒甚至成人對牛奶不耐受，國內有研究發現伴食的食物種類和飲奶方式對牛奶不耐受症狀有明顯影響，建議不要空腹飲奶，要在正餐飲牛奶，並注意與高蛋白膳食、固體食物搭配，不要與含膳食纖維高的食品（如全麥麵包）一起食用，特摘錄在此供讀者參考。

- **檢測食物特異性 IgG 抗體，控制相關飲食**

食物特異性 IgG 抗體在體內的升高是一個長期積累的過程，在抗體水平達到一定程度之前不會引起明顯的症狀，所以起病隱匿，進展遲緩，患者多數不能覺察，難以發現病因。通過檢測 IgG 抗體，可以判斷產生不耐受的食物品種，制定限制食物計畫，禁食或少食不耐受食物，避免讓不適宜的食物持續損害機體，找到疾病發生的源頭，控制疾病的持續發展。由於食物不耐受在人羣中的發生率較高，建議有原因不明的慢性皮膚病尤其是慢性過敏性皮膚病患者，去進行食物特異性 IgG 抗體的檢測，從控制相關飲食來控制皮膚病的發生。

5. 睡眠與皮膚

國際精神衛生和神經科學基金會於 2001 年發起一項全球睡眠和健康計畫，並將每年 3 月 21 日定為 "世界睡眠日"。可見睡眠對人的健康，尤其是精神健康有多麼重要。

睡眠是人體的一種自主調節過程，由專責寤寐的中樞神經管理。在睡眠時人腦並沒有停止工作，只是換了模式，使身體可以更有效儲存所需的能量，幫助恢復體力、腦力，從而保持身體健康。人若睡眠不足可導致精神和形體出現一系列問題。皮膚是人體組織的一部分，所以睡眠是否良好，與皮膚健康也密切相關。

● **睡眠影響人體免疫力**

有研究對一些剛注射甲肝疫苗的人進行四周的測試，發現當中睡眠好的被測試者血液的抗體數量是有睡眠障礙者的兩倍。美國的研究發現，施行自我催眠術的志願者，血液中的淋巴細胞都有顯著增加，而淋巴細胞是人體的一種免疫細胞。相反的研究是如果減少 4 小時的睡眠，體內免疫細胞活力就減弱 28%，但獲得充足睡眠後便可恢復。睡眠不足會使人體免疫力下降，抗病和康復疾病的能力低下，如容易感冒，或誘發並加重原有疾病。很多皮膚病患者都有體會，當睡眠少或睡眠差時，皮疹會變得嚴重，或增加新皮疹。故任何一個皮膚病患者，都必須按時睡覺不熬夜，而對於失眠者，中醫師一定不要忘記在治療皮膚病的同時要安神。

• 睡眠充足助消炎

睡眠差人體的消炎能力都會差。很多人都知道類固醇類藥物的消炎能力強，但不一定知道我們人體自身都會分泌類固醇。針對中年人的研究發現，睡眠不足時，他們的內分泌會呈現不調現象。正常情況下，人體皮質類固醇分泌量在夜晚減少，經過黎明前的黑暗之後又會慢慢上升，在天將明時達到最高峰。若睡眠充足，皮質類固醇會保持自然的循環，但若連續一周睡眠不足，它就不會在清晨上升到高峰，人體的消炎能力當然會降低。

• 子夜皮膚新陳代謝活躍

皮膚的新陳代謝在睡眠狀態下最為旺盛，研究表明，人表皮細胞的新陳代謝最活躍的時間是從夜 11 時至清晨 2 時，在這個時段，皮膚血管完全開放，血液可充分到達皮膚，為其提供營養並帶走廢物，有助皮膚進行自我更新、自我調整、自我修復。如果此時不在良好的睡眠狀態中，表皮細胞的新陳代謝將受影響，則無病的皮膚容易衰老，有病的皮膚不易痊癒。相信大家都有體會，充分睡眠之後第二天早晨皮膚充滿朝氣，而當睡眠不足或品質差時，皮膚會變得暗淡無光，乾燥枯萎，有病的皮膚則變得更差。此外，在血液充足的供應下，睡眠中皮膚生發層的細胞分裂旺盛，易保持皮膚的年輕。所以，睡眠是無形的化妝品和無形的藥物。

● 黑眼圈在不眠的黑夜中誕生

黑眼圈可分為血液瘀積性和色素沉着性兩類。其中血液瘀積性黑眼圈，是由於眼瞼皮膚和肌肉的血液循環不暢，靜脈血流淤積所導致，最常見於睡眠不足之人。經常熬夜睡眠不足，使眼瞼長時期的緊張收縮，可引起皮膚和皮下組織血管充血和靜脈回流不暢。若熬夜加用眼則更糟糕。眼周毛細血管豐富，當過度用眼時，眼瞼皮膚血管開放數量增多，血管充盈，血液量增多，且氧氣消耗量提高，靜脈血液中還原血紅蛋白大增，故血液顏色較暗，導致眼圈更青暗。靜脈回流不暢嚴重者還可導致眼瞼水腫，易出現眼袋。

● 脫髮與睡眠有關？

睡覺的時間也是頭髮獲取營養的關鍵時機。頭皮組織僅靠頸動脈的側支供血提供營養。白天大腦皮層活動時要消耗大量的養分，頸動脈運輸的血液多向腦部集中，輸送到側支的血液量較少，而夜晚大腦皮層活動減少，頸動脈側枝的血流量增多，頭髮可增多營養。若長期睡眠不足，沒有在夜晚給頭髮供應充足的血液，頭髮將易脫落，變得稀少而乾枯。此外，睡眠不足頭皮易發生病變或原有的頭皮疾患加重，如脂溢性皮炎。"皮之不存，毛將焉附？"皮膚的病變使頭髮生長的局部環境變差，頭髮又怎能健康常在呢？

● 睡眠不足可導致心理疾病和肥胖症

英國倫敦大學的研究人員對 2076 名 4 歲至 16 歲的青少年

或兒童進行跟蹤調查，發現兒童期睡眠不足的人，成年後容易出現抑鬱、焦躁和好鬥行為。美國哈佛大學醫學院的研究人員對915名兒童進行調查，也發現睡眠不足的孩子日後患抑鬱症、焦慮症等心理疾病的概率會增加，而且更容易發胖。法國國家健康與醫學研究院的研究人員指出，睡眠不足容易導致肥胖，並且會引起心血管疾病和抑鬱症等心理疾病。心理疾病對皮膚病的影響很大，很多皮膚病的發生都與神經精神因素有關。

- **睡眠不足可導致糖尿病**

　　長期睡眠不足可能導致糖尿病。美國一個關於睡眠的研究發現，年輕人每天睡4小時，一周後血糖失去平衡，因為睡眠不足會使中樞神經變得比較活躍，它會抑制胰臟功能，使胰島素的分泌量下降，所以研究者提出，年輕人一周的睡眠不足就可進入初期的糖尿病。因此睡眠不足可能是近年罹患糖尿病人數日增的原因之一。糖尿病患者容易發生各種皮膚病變，尤其是皮膚感染，如皮膚癤、癰（中醫稱有頭疽），其發病率高且病情嚴重，其他真菌性感染疾病如體癬、手癬、足癬都易發生。

　　糖尿病皮膚血管病變若發生在微血管，可見面部和小腿或足部丹毒樣紅斑；若發生在大血管，可導致下肢局部缺血症狀，治療不當可造成趾端壞疽，甚至致殘，稱為“糖尿病足”，中醫稱為脫疽。糖尿病代謝障礙病變常見皮膚瘙癢症。糖尿病皮膚神經病變常見足部及腿部的感覺神經障礙，如麻木感、刺痛或燒灼感，並可形成足趾壞疽及足部的潰瘍，極難癒合。此外，糖尿病患者在足和手部常出現水皰和大皰。

- **睡眠不足可導致胃潰瘍**

香港大學的研究人員對兩組老鼠進行睡眠干擾實驗，發現睡眠嚴重不足的老鼠可發生較嚴重的胃潰瘍，認為是老鼠睡眠不足，壓力大，使腎上腺激素水平上升，胃部血流量減少，胃酸減少，因而容易發生和加重胃潰瘍。胃潰瘍屬於中醫的脾胃系統疾病，而脾胃功能失調可引發或加重很多皮膚病，尤其是過敏性皮膚病。

- **合理睡眠保健康**

中醫認為養生要睡好"子午覺"。"子午覺"是指在子時和午時按時入睡，子時是從晚上 11 時到凌晨 1 時，午時則是從上午 11 時到下午 1 時。子午時均為陰陽交會之際，但子時是一天中陰氣最盛的時候，稱為合陰，陰極而陽始生，故此時入睡有利於養陰；午時則是一天中陽氣最盛的時候，稱為合陽，陽極而陰始生，此時午睡有利於養陽。如《老老恆言》所說："每日時至午，陽氣漸消，少息以養陽；時至子，陽氣漸長，熟睡所以養陰。"其中提到午睡是"少息"，而夜睡是"熟睡"，體現了"子午覺"的主要原則"子時大睡，午時小憩"。現代研究也顯示人在一天中有 2 次睡眠峰，一個睡眠高峰在夜晚，一個睡眠次峰在中午。

所以，除保證夜晚的睡眠外，從養生保健的角度看還要"午時小憩"。午睡休息 30 分鐘即可，不宜太長，因為此時陽氣最盛，工作效率最好，午睡時間過長，不僅浪費時間，而且會擾亂人體生物鐘，影響晚上睡眠。但是午覺一定要睡，即使睡不着，也要閉目養神，以利於人體陰陽之氣的正常交接。現代研究認為午睡能彌補睡眠的不足，可增進人體的免疫功能，而且有助夜晚的深睡眠。此外，有研究發現不午睡者其冠心病發作的危險性顯著增加，而每天只要有半小時的午睡即可使冠心病發病率降低20%。但據精神病專家研究，有幾種人不適宜午睡：65 歲以上的肥胖者、血壓過低的人、有嚴重血液循環系統障礙的人，特別是由於腦血管狹窄而常頭暈的人。

二、皮膚的四季養生

　　世間的萬事萬物都按照一定的自然變化規律轉化，高士宗在《素問直解》云："萬物皆生於春，長於夏，收於秋，藏於冬。"一年四時之中，陰陽在消長變化。而古人認為"人以天地之氣生，四時之法成"，所以四季的陰陽轉化，不但導致環境的變化，也導致人體自身的各種變化，人應順應這種變化以養生，皮膚的養生也應順應這個規律。

1. 春生

　　春季從立春開始，終於立夏前一天。春為一年四季之首，萬象更新之始，是陽氣生發的季節，自然界各種生物萌發生育，一派欣欣向榮的景象。如〈素問·四氣調神大論〉所說："春三月，此謂發陳，天地俱生，萬物以榮。"甚麼是發陳？這個"陳"是"新陳代謝"的"陳"，意思是春天萬物都推陳致新。在五行學說中，春對應於風，其氣溫，所以這又是個多風而溫暖的季節。

•"春發"要"春捂"

民諺説"春捂秋凍不生病"。春季萬物生發，人體的陽氣在經過冬天的蓄藏之後開始往體外升發，人體肌表腠理開始變得疏鬆，對外邪的抵抗能力有所減弱，而春天是個多風的季節，人體極易遭受風邪的侵襲而生病。中醫認為風為導致百病的元兇，它無處不到，如《證治要訣》所説："天地之間無所不入，一罅不塞，來不可禦，人之一身，縝密者少，疏漏者多，風乘之也，輕則為感，重則為傷，又重則為中"。外風侵襲人體後，初起即傷肌表，易發生各種皮膚病，若失治誤治或素體虛弱，風邪會循經脈入裏，內犯五臟而發病。故春季尤其是早春要"春捂"，不要過早過快減衣，以防賊風，記住《壽親養老新書》的告誡："早春宜保暖，衣服宜漸減，不可頓減。"相信民間諺語："吃了端午粽，再把棉衣送"。

• 病菌滋生猶風邪

春季萬物生長發育，細菌、黴菌、病毒等微生物也易於繁殖和傳播，就如中醫所説的風邪，可誘發各種皮膚病，常見如濕疹、手足癬，此外易發風疹，中醫稱風痧，該病冬春流行，1~5歲小兒多見，皮膚有細小如沙的丘疹。所以，早春除要"春捂"防風邪外，還要注意環境、身體和皮膚的衛生。春節大掃除是中國人的習俗，有掃陳迎新之意，實際有清潔環境的作用，使細菌、黴菌、病毒無藏身之地，有助消除它們等"風邪"對人的侵襲。

- 花粉煞風景

"萬紫千紅總是春"，春天萬物生長，百花爭艷，人們爭相踏春賞花，但隨風飄揚的花粉是一種抗原性物質，可引起花粉症或其他過敏性皮膚病。花粉可沉積在呼吸道引發鼻敏感、哮喘，也可進入眼睛引起眼結膜炎，嚴重者可因窒息死亡。皮膚過敏多表現為面部、四肢等外露部位發生丘疹或瘙癢，嚴重者可如濕疹樣滲水。花粉症患者在花粉播散期間，只能避開植物多的環境，少外出，或到只見沙灘不見花的江河邊、海邊感受春風的沐浴。

- 何謂桃花癬？

桃花癬也稱杏斑癬、春癬，發生在面部。淡紅斑上有細碎鱗屑，西醫稱春季皮炎，主要屬光感性皮炎。春季因地球與太陽的位置變化，使地球上紫外線含量驟然升高，人們在冬季已適應低紫外線環境，當陽光明媚的春天到戶外踏青，猛然接受過多的紫外線照射，則容易發生光感性皮炎。紫外線使表皮細胞受損傷，蛋白質發生變形、分解，產生組胺，使皮膚毛細血管擴張充血而出現紅斑丘疹。所以由冬末到春初，要逐漸適應陽光，接受陽光的照射要由少到多，儘量避免在某一個陽光燦爛的日子猛曬半天甚至一天，同時要記得塗抹防曬霜。若患桃花癬，要及時就醫，儘快消除症狀。

- 調攝情志防肝傷

五行學說中春屬木，與肝相應。肝主疏泄，在志為怒，惡抑鬱而喜調達。春季是精神病和情志性疾病易發的季節，故有俗諺

"菜花黃，癡子忙"的說法。一般人都可能會情緒不穩，這是肝失疏泄的表現，而肝失疏泄，其氣之升發不能調達舒暢，反過來會加重情志的異常，對身體以致很多皮膚病的發生或加重都有影響，尤其是一些心身疾病如銀屑病、神經性皮炎等。故春季養生要注意切勿暴怒，更忌精神憂鬱，使肝氣能順應春天自然之氣升發，可在春光明媚、風和日麗、鳥語花香的日子，踏青問柳，登山賞花，臨溪戲水，陶冶性情，使自己的精神情志與春季的大自然相適應，充滿勃勃生機。

• **春天進補助生發**

春季生發，新陳代謝開始旺盛，需要補充能量，故春天進補，要考慮春天的陽氣升發所需。首推補益元氣的人參，每次3~5克，切碎放小磁碗中加水大半碗，隔水蒸燉，每天服1~2次，同時忌食蘿蔔和飲茶，若選黨參、太子參、黃芪、山藥也可。

健康之人春季食養亦可適當選用辛、甘之品，如麥、棗、葱、花生、香菜（芫茜）等，中醫認為辛甘發散為陽，可助春陽之升發。但不能矯枉過正，過用辛辣和發散，以免使腠理開泄過度，給病邪打開方便之門，如《食醫心鏡》曾說："是月（即三月）節五辛，以避厲氣，五辛，葱、蒜、韭、薤、薑是也。"尤其是有瘙癢性過敏性皮膚病的人，春季的升發已可加重病情，再食辛甘發散之品會更甚。

• **南方陰雨要健脾**

南方春季陰雨綿綿，濕邪偏盛，易困脾，加之春應肝木，肝木過旺可克制脾土，故春天脾胃易傷，脾胃傷亦可引致多種皮膚病，尤其是濕疹，可多食健脾利濕之品，如鯽魚，紅豆湯、薏苡仁湯、豆漿等。

- **"桃花人面分外紅"**

陽春三月，桃花吐妍，古人曾用"人面桃花相映紅"來讚美少女嬌艷的容顏。其實桃花確實有美顏作用。桃花味甘、辛，性微溫，有活血悅膚、利尿、化瘀止痛等功效。在最早的中藥學專著《神農本草經》裏已提到桃花"令人好顏色"。現代藥理學研究證明，桃花中含有多種維他命和微量元素，具有廣泛的藥理活性，能擴張末稍毛細血管、改善血液循環，促進皮膚營養和氧供給，潤皮膚，可防止促進人體衰老的脂褐質素在皮膚內慢性沉積，減輕老年斑、黃褐斑、雀斑。

從桃花中提取的有效成分主要有紅色素、桃花多糖等，其中紅色素廣泛作為食品添加劑使用，可促進人的食慾、增加消化液的分泌，同時也能改變食品的色彩而使之賞心悅目。桃花多糖具有免疫調節、抗腫瘤、降血糖與清除自由基等生物學功效；從桃花中提取的精油具有保健美容的作用，可以作為食品添加劑及化妝品的重要原料。

古文獻還記載有桃花健身美容的具體方法，如《法天生意》記載："三月三日，采桃花浸酒飲之，除百病，益顏色。"《四時纂要》記載："三月三日，取桃花片收之，至七月七日，取烏雞血和，塗面及身，光白如玉。"烏雞血塗面現代人不敢恭維，可以用酒代替。在清明節前後，當桃花還是花苞時，採桃花 250 克、白芷 30 克，用白酒 1,000 毫升密封浸泡 30 天，同時將酒倒少許在手心，兩掌搓至手心發熱，來回揉擦面部，該桃花酒也可飲用，每日早晚各飲 15~30 毫升，對黃褐斑、面色晦暗等有較好效果。最簡單的方法是將新鮮桃花搗爛取汁塗於臉部，輕輕按摩片刻，也可用陰乾的桃花粉末，用蜂蜜調勻塗敷臉部，然後洗淨。若內服，可將桃花陰乾泡茶飲或煮粥，當茶飲可加蜂蜜，粥可加紅糖，更增活血之效。"千葉桃花勝百花，孤榮春軟駐年華。"願中老年朋友能利用大自然賜予的恩物來留駐榮華。

據古文獻記載，桃花還有減肥的作用，唐代的《千金要方》載："桃花三株，空腹飲用，細腰身。"因為桃花具有利水祛積滯的功效，《名醫別錄》載："桃花味苦、平，主除水氣、利大小便。"

2. 夏長

夏三月是從立夏開始到立秋前一天。在五行中，夏屬火，其氣熱。夏季烈日炎炎，雨水充足，萬物茂盛，日新月異，正如〈素問・四氣調神大論〉所説："夏三月，此謂蕃秀；天地氣交，萬物華實。"蕃為茂盛之意，秀的本意為穀物抽穗揚花，後引申為《爾雅》所説"榮而實者謂之秀。"蕃秀即指夏季萬物茂盛華實。夏季氣候的特點是氣溫高、濕度高。天暑下迫，地濕上蒸，中醫稱之為“天地之交”，人在氣交之中，故亦應之。

● 汗液外泄，濕熱薰蒸致痱子

在五行學説中，火、心、汗為同屬，故中醫稱汗為心之液。夏季暑氣當令，火熱蒸迫心液外泄，心氣容易耗傷，使人煩躁不安、精神萎靡。對皮膚而言，因夏季濕氣重，汗出過多卻不易蒸發，浸漬表皮角質層，使汗腺導管口閉塞，汗腺管內壓增高而破裂，汗液滲入周圍組織引起刺激，於汗孔處發生水皰和丘疹，形成痱子。也有醫家認為汗孔的閉塞是一種葡萄球菌感染，這種感染與熱和濕的環境有關。預防痱子要注意加強室內通風散熱，周圍環境不要過於潮濕，儘量減少出汗，衣服宜寬鬆，便於汗液蒸發。生痱子後儘量不去搔抓，以免繼發感染生癤、瘡。局部可撲痱子粉。中醫認為痱子證屬暑熱夾濕，閉於毛竅，嚴重者要去看醫生，平素可常飲綠豆湯。

● 夏日炎炎，濕熱蘊結成癤瘡

夏季暑熱當令，致病微生物極易繁殖，如痱子搔破或皮膚不清潔，暑熱或濕熱之邪會鬱積皮腠，發生癤、膿皰瘡等感染性皮膚病。癤若失治誤治，會進一步發展為更嚴重的癰、疔等外科疾病。膿皰瘡常見於兒童，多為葡萄球菌感染所致，在高溫多濕的悶熱天氣最易發病，可在幼稚園流行。若發現皮膚上有膿瘡，搔抓後可迅速往周邊蔓延，即要懷疑是此病，一定要隔離患兒，不接觸其他孩子，並及時看醫生治療。

● **天地氣交，濕熱環境引汗斑**

夏季天暑下迫，地濕上蒸，造成的濕熱環境特別適合一種稱為糠粃馬拉色菌的生長。這是一種嗜脂性酵母，是正常皮膚的腐生菌。一般不會致病，但在夏天出汗多、皮脂分泌多的特殊情況下，該菌大量繁殖，侵犯角質淺層，可引起汗斑。表現為胸腹、頸項、上肢、腋部、腹股溝、大腿、外陰的皮膚上有大小不一、邊界清楚的圓形或不規則的淡褐、灰褐至深褐色斑，有時淡紅，初時發生在毛囊周圍，以後可逐漸擴大，互相融合，形成大片狀，可附少許細碎鱗屑。後期可發生輕度色素減退而出現白斑、褐斑和白斑夾雜，使皮膚呈現為花斑，所以該病又稱為花斑癬。有輕微癢感。常夏發冬癒。多汗體質青年更易發生。若發生汗斑，可用大蒜汁塗抹，每天 2、3 次。

● **烈日肆虐，光毒引致日曬瘡**

炎炎夏日，常有人訴說外出遭日曬後，皮膚紅癢，或起小丘疹、水皰、風團，甚至糜爛、滲出，繼而結痂、脫屑，消退後可遺留褐斑或白斑。這是患了日曬瘡，西醫稱日光性皮炎。

出現日曬瘡的原因簡單，中醫認為是光毒侵襲皮膚所致，常有以下情況：①較長時間暴露於強烈的陽光下，蓄積的光熱超過人體的正常抵禦能力，成為光毒傷害肌膚；②素有內熱，光熱與內熱相搏結而發病，故只需較短暫的並不強烈的陽光照射即可發生；③稟賦為過敏性體質，在內服或外搽了某些光感性物質後再經日光照射，皮膚發生過敏反應。

日曬瘡輕者可將蒲公英 30 克、野菊花 20 克煎湯，冷後濕敷；若紅腫明顯且有水皰，可用生地榆、馬齒莧各 30 克煎湯冷濕敷。若症狀嚴重，尤其伴噁心、嘔吐、心悸等全身症狀者，要及時到醫院就診。日曬瘡重點在預防，要注意以下幾點：①儘量避光，尤其要避免上午 10 時到下午 3 時的日曬；②外出塗防曬霜，防曬霜的防曬係數（SPF）達到 15 即可，防曬係數越高越可能致敏；③從春季開始經常進行戶外活動，小劑量地接受光照，逐步提高機體對紫外線的耐受力；④不食、不接觸已知的光感性物質，如田螺、莧菜、油菜、芥菜、菠菜、萵苣、木耳等，外用的光感性物質多為化妝品，選擇化妝品要慎重。

- **慎防光毒，保護皮膚防黑斑**

夏天是黑斑性皮膚病高發的季節，黃褐斑、雀斑都會在夏季加重，正常人的膚色都會在夏季加深。東方女性追求皮膚白，認為"一白遮十醜"，故夏季是防曬霜最暢銷的季節。

防曬霜可以減少紫外線的傷害，紫外線不僅曬黑皮膚，還可加速皮膚的衰老，促使皺紋早生，更嚴重的是可引發皮膚癌，所以防曬霜是夏天的必備用品。但防曬霜的選用亦有講究，其性能有兩個標誌，其一是防曬係數"SPF"，其二是防曬指數"PA"。SPF 表示產品抵抗 UVB（中波紫外線）的能力，PA 表示產品抵抗 UVA（長波紫外線）的能力。UVB 易造成皮膚即時曬傷和紅腫，而 UVA 對皮膚的傷害表現稍滯後，可引致黑斑、皺紋甚至皮膚癌。簡單説，UVB 使皮膚曬紅，UVA 使皮膚曬黑和曬老。所以想重點防曬黑曬老的女性在選擇防曬霜時，特別要注意產品 PA 指數，"＋"越多，表示其抵抗 UVA 的效果越好。

　　一般人都注重 SPF 係數，而且認為該係數越高防曬效果越好，但任何事物都有兩重性，SPF 係數越高，化學劑越多，對皮膚的另類傷害越大，如皮膚易過敏。常用於防曬霜的某些物質如"二苯酮"，可有效阻絕紫外線的傷害，但小劑量就能穿透肌膚進入血液循環，產生類似雌激素的作用，可能引發或加重子宮內膜異位症。另外，SPF15 已有 93% 的保護能力，而 SPF34 卻只有 97% 的保護能力，增高並不多，故日常防護選用 SPF10~SPF15 的防曬品即可，如果從事戶外活動，SPF20 已足夠。防曬品的吸收有一個過程，不可臨出門才塗，出門前 10~20 分鐘便應塗好。

● **隔絕彩毒，幫助皮膚駐青春**

　　現代女性幾乎化妝品不離身，廣義化妝品包括護膚品。化妝品中的香料、防曬劑及其它化學合成物質構成彩毒，彩毒可傷害皮膚，因而產生了一類新的皮膚病，稱化妝品皮膚病，指因化妝品引起的皮膚、黏膜、毛髮或指甲病變。這類皮膚病主要有皮炎型、色素沉着型、痤瘡型、唇炎型、皮膚老化型。皮膚老化型表現為皮膚粗糙、變薄、皺紋增多等。此外還有感染型、毛髮改變型、指甲改變型等。

　　導致日曬瘡的外用光感性物質多為化妝品，若化妝品中的光感物質輕微，不會一次日曬後便發病，故會讓人掉以輕心，殊不知若長期使用，皮膚會殘存光感物質，經光線反覆照射後使皮膚出現慢性改變，皮膚可漸漸增厚、粗糙，出現黑斑。夏天毛孔張開出汗以瀉熱，彩毒更易進入皮膚。角質層因汗液增多而含水量高，增加通透性，彩毒更易被吸收。所以夏季要儘量少用各種化妝品，即使是防曬霜，也要適時、適可而止。更不要濃妝艷抹，濃妝粉底會阻塞毛孔，誘發或加重痤瘡類皮膚病。夏季多一些素面朝天吧，讓汗孔能自由呼吸，讓皮膚更長久地留駐青春。

● **夏季進食，寒熱溫涼講究多**

自古至今，因對《內經》提出的"春夏養陽，秋冬養陰"的不同理解而對夏季進食應涼還是溫有兩種觀點。一種觀點認為春夏兩季陽盛，易傷陰，故宜在春夏食用寒涼食物，以抑制機體過盛的陽氣；另一種觀點認為春夏季陽氣升發於外，必然會出現體內陽氣不足的寒涼趨向性，故在春夏季應多食溫熱的食物以補體內之陽。其實這兩種觀點只是立足點不同，在現實生活中是可以協調的。

夏氣通於心，夏季陽熱盛，也可能內逼於心，使心火亢盛，故一般情況下，可選用清心瀉火、清暑利濕之飲食，如西瓜、綠豆、赤豆、苦瓜之類；暑熱出汗較多，也可適當進些水果，補充水分。但要切忌貪涼而暴吃冷飲、冰水、涼菜、生冷瓜果等，否則會重傷體內之陽，使脾胃功能受影響。如《傷寒論·辨脈法》言："五月之時，陽氣在表，胃中虛冷，以陽氣內微，不能勝冷。"而脾胃功能失調可釀生多種皮膚疾病。另一方面，平素偏陽虛之人，或健康之平人於初夏、夏末期間，可適當進食一些溫補之品，如生薑、附子之類，以補充夏天因盛於外而虛於內之陽氣，民間諺語"冬吃蘿蔔夏吃薑"的養生方法就是據此而來。

● 善用冷氣，謹防空調綜合症

在炎熱的夏季，古代是"公子王孫把扇搖"，而現代的冷氣空調機讓人們丟掉了手中的扇子。現代人在享受冷氣帶來舒爽的同時，也不知不覺染上了"空調綜合症"，空調綜合症表現為鼻塞、頭昏、打噴嚏、耳鳴、乏力、記憶力減退等，還有明顯的皮膚症狀，如皮膚發緊發乾、易過敏、易起皺、膚質變差等。

空調製冷時會產生大量的冷凝水，使室內的空氣變得乾燥。我們的皮膚由於穿衣較少，大部分裸露在這種乾燥的空氣裏，會散失大量的水分，乾燥的皮膚沒有光澤，易發生皺紋。空調吸收大量的負氧離子，使室內空氣中的負氧離子大幅減少，甚至降到零，也是空調容易令皮膚老化的原因之一。在 30℃ 以上的酷暑天氣裏，人體的血管和神經都會放鬆以幫助身體散熱，突然進入冷氣房間，皮膚遇冷血管收縮，神經也隨着緊張，使皮膚血液循環和營養供給變差。長期不出汗，排汗機能會減退，也易導致皮膚老化。空調房間影響皮膚的另一個重要原因是門窗緊閉，空氣不流通，人體呼出的二氧化碳和釋放的其他人體廢氣、廚房的油煙和燃氣、傢具散發的有機氣體，都使室內空氣污染加劇，品質變差。

我們可以享受空調，但要善用空調，並儘量少用空調。預防空調綜合症可以從以下方面着手：有汗時進空調房，切記先換掉汗濕的衣服，擦乾汗水；室溫宜調定在 24~28℃ 左右，室內外溫差不可超過 7℃，否則出汗後入室，將加重體溫調節中樞負擔。
開機 1~3 小時後關機，打開窗戶將室內空氣排出，使室外新鮮空
氣進入；使用空調的房間要保持清潔衛生，減少疾病的污染源；
長時間坐着工作的人，注意間斷站起活動，以增進血液循環。

3. 秋收

　　秋季三個月，從立秋開始到立冬前一天止。秋令時分，自然
界的陽氣漸漸收斂，陰氣逐漸增長，氣候由熱轉寒，落葉紛紛，
草木凋零，動物準備冬眠，萬物開始斂收，一改春夏天的生機勃
發、欣欣向榮景象。人體的生理活動都會適應自然環境的變化，
由"夏長"到"秋收"。但秋收也意味秋天是收穫的季節，萬物成
熟，果實纍纍。〈素問‧四氣調神大論〉說："秋三月，此謂容平，
天氣以急，地氣以明。"歷代文獻多將"容平"解釋為"容貌清
平"，引申開來指"萬物之容，至此平定"。筆者在網絡文獻中查
閱到一篇討論"容平"的文章，該文考證出"容"是"容納"之意，
"平"是指"氣欲舒出而上礙於一也"，引申為指春夏的陽氣向上
升到了極致後（碰到天頂）又向下沉降。故"容平"應是指大地收
納向上升發碰到天頂（夏末）後又向下沉降的陽氣。筆者認為這
種解釋與春夏陽氣升發相對應，符合內經中所論秋冬陽氣收藏的
說法。"天氣以急，地氣以明"有秋風蕭瑟，清涼勁急，天高氣

爽，地氣清明之意。

● 秋收秋燥，潤澤皮膚

〈素問‧四時刺逆從論〉曰：“秋氣在皮膚……秋者，天氣始收，腠理閉塞，皮膚引急。”秋季萬物開始斂收，人體皮膚的汗腺、皮脂腺也開始收斂，分泌減少。正常情況下，皮脂腺分泌的皮脂和汗腺分泌的汗液形成一層皮脂膜，是天然的護膚霜，覆蓋在皮膚表面，使皮膚的水分不容易揮發，保持皮膚的滋潤和光澤。秋季皮脂和汗液的分泌減少，影響皮脂膜的形成，導致皮膚水分的丟失。另外，在五行中，秋屬金，其氣燥。金秋是怡人的季節，但氣候漸轉乾燥，天氣少雨，氣壓高‧空氣乾燥，為燥氣當令之時，中醫認為燥氣有使萬物乾涸的特性，故易傷人津液，皮膚若失津液之濡養則乾燥。皮膚乾燥不僅給皮膚帶來生理上的不舒適，並會加速皮膚皺紋的發生，也會引發或加重一些皮膚病，如乾燥性濕疹、皮膚瘙癢症、口唇皸裂等。所以補充和保持皮膚水分是秋季皮膚護理原則之一。

補充皮膚水分有外補和內補兩種方法。外補是直接從皮膚給水，內補是吃進去再到達皮膚。中醫比較重視內補。中醫稱身體內有用的水為津液、陰液（包括血液），認為人體津液陰液充足則皮膚滋潤，常常通過一些養血滋陰增液的藥物來增加皮膚的潤澤。常用的中藥有當歸、地黃、何首烏、白芍、阿膠、沙參、麥冬、天冬、石斛、玉竹、百合、黃精、枸杞子等。滋陰潤膚食膳有很多，如生地粥、黃精粥、山藥粥、沙參二冬粥等，都是先用適量的水煎煮中藥，之後去藥渣，用藥水煮粥。

在此推薦一帖有較好、較快潤膚作用的食譜"骨髓養顏膏"，骨髓 500 克（牛、羊、豬髓均可），炒米粉 500 克。將骨髓洗淨，焙乾，磨粉，加入炒米粉拌勻，每次以 1 湯匙加入鮮熱牛奶 200 毫升沖調食服，每日 1 次。本品中骨髓有滋陰潤燥，亮澤皮膚的作用，《隨息居飲食譜》言其"補髓養陰"，《本草綱目》謂其"潤肺氣，澤皮毛"。豬髓甘寒，牛髓甘溫，羊髓小溫，臨床可根據個人體質選用。其中以羊髓潤澤肌膚之功最好。古人常用骨髓潤膚，除內服外，也常用於製作外用的面霜。潤膚還可選用紅棗湯，取紅棗 8 枚，枸杞 10 克，蜂蜜適量，煎湯，早晚飲用，具有滋陰潤燥的作用。《食療本草》謂紅棗"主補津液"，枸杞、蜂蜜均有潤膚作用。或選用《本草圖經》的"麥門冬煎"，用鮮麥冬搗汁，加白蜜適量，蒸後搗成膏，每日服 1 次，每次 5~10 克，溫酒化服，具有悅澤膚色並益壽延年之功。麥門冬煎也可當面膜外用，取適量加少許水，塗敷面部，20 分鐘後用清水洗淨。麥冬所含麥冬多糖有良好的保水性，為天然保濕成分之一，常作為潤膚添加劑用於化妝品中。易口唇皺裂者，可外用雞蛋油，將煮熟雞蛋的蛋黃放鍋中，用小火煎出黑色液狀物，收集備用，無菌紗布剪成如上下唇形狀，浸透蛋黃油貼於上下唇處，每日 3~5 次。

"潤其燥"是秋季飲食養生之大法。除中藥外，還可多喝開水、淡茶、豆漿、牛奶等流質以養陰潤燥；其次多吃新鮮蔬菜和水果，蔬菜、水果含有大量的水分，能補充人體的津液。另外還可多吃些蜂蜜、百合、蓮子、芝麻、木耳、銀耳、冰糖等清補潤燥之品。少吃辛辣煎炸熱性食物如韭菜、大蒜、葱、薑、茴香等，這些食物多吃會助燥傷陰，加重秋燥，特別易影響皮膚，因為在五行學說中，"辛"味與"肺"、"皮膚"對應，故辛味之氣易入肺走皮，加重皮膚之燥。

• 夏去秋來，靚白皮膚

整整一個夏天的陽光使人的膚色變深，因為陽光可使皮膚內的黑色素增多，免受紫外線傷害。到秋天，大家都希望儘快恢復皮膚的本色，這就需要促使增多的黑色素消散，方法也分為內調和外調。《惠直堂經驗方》的"天門冬膏"，用天門冬不拘多少，滾開水泡去皮，曬乾，再搗爛如泥，入砂鍋內煮成稀糊，過濾，入蜜糖和勻煮稠，開水或酒送服，每次 10~15 毫升，每日 3 次，潤養皮膚。《遵生八箋》的"服天門冬法"，用天門冬 1,000 克，熟地黃 500 克，搗為末，蜜和為丸，每次服 10 克，每日 3 次，駐容顏，有潤膚增白的作用。《藥性論》曰天門冬"煮食之令人肌體滑澤……令人白淨。"《滇南本草》曰天門冬"補肺，潤皮毛，悅顏色。"天門冬內外用都有潤膚美白之效，如《聖濟總錄》記載將天門冬曬乾，製成蜜丸，以水化開用以洗面;《百病丹方大全》的"天門冬轉白方"，用天門冬不拘多少，和蜜搗爛。每夜臨臥時塗搽，翌日晨洗淨，可潤膚悅色白面。因為天門冬既潤膚又美白，故特別適合秋季皮膚乾燥和膚色曬深之人。

• 秋季慎防漸長膘

人的體重一年四季並不恆定，一般呈夏瘦冬胖的規律。夏季炎熱，出汗多，散熱快，能量消耗多，而食慾往往降低，所以體重會減輕。秋季開始陽氣內斂，陰精內蓄，出汗減少，食慾增加，為"冬藏"養膘積蓄能量做準備，有人稱之為"肥胖開關"被打開。在這個肥胖的關鍵時期，如果能在增加運動量的基礎上，維持夏季的進食量，體重就可望保持在夏季的水平。秋天食慾增加，易有飢餓感，可以採取慢吃細嚼的方法，即每口飯細嚼半分鐘。經細嚼的食物拌和了大量唾液，而唾液中有減肥物質。經細嚼的食物進入胃腸後可很快被吸收，使血糖較快升高，於是大腦的食慾中樞即發出"飽"的資訊，使人較快產生飽感而不欲再進食。如果一頓飯狼吞虎嚥地吃，等有了飽感，已經吃進了過多的能量。此外，飯前喝湯或吃水果，也能因胃中已"墊底"了而易飽。節食和運動是減肥的不二法門，要養成節食的習慣，而這個習慣較易在初秋形成。節食再配合運動更好，簡單有效的運動減肥方法首選散步，每日步行 3,000~5,000 米，堅持半月到一月即可見效。

一些中藥有減肥作用，如澤瀉、荷葉、山楂、何首烏、白朮、蒼朮、茯苓、黃芪、川芎、茵陳、夏枯草、大黃、玫瑰花、益母草、薏苡仁等，可根據體質情況選用。

針灸都具有減肥作用，如針刺梁丘、公孫穴並埋針，可降低飢餓感，耳穴"飢點"也有減食慾的作用（該穴在腎上腺穴和屏尖穴之前）。針灸常用減肥穴位還有內關、豐隆、關元、中脘、足三里、天樞、內庭、曲池、陰陵泉、太沖等。常用減肥耳穴有胃、脾、肝、腎、肺、大腸、小腸、三焦、膀胱、內分泌、腎上腺、丘腦、皮質下、交感等。

• 金秋傲菊益皮膚

菊花因在金秋時節綻放，被古人視為傲霜鬥寒、風骨高潔的花中君子。歷代不少詠菊詩都歌頌菊花的傲骨，惟有蘇軾的《趙昌寒菊》中“欲知卻老延齡藥，百草摧時始起花。”道出了菊花的中藥緣。

菊花甘、苦，微寒，自古就被發現有抗衰老駐顏的作用，如《神農本草經》曰：“（菊花）久服利血氣，輕身耐老。”《本草拾遺》曰：“白菊味苦，染髭髮令黑，益顏色，好顏色不老。”《本草品匯精要》曰：“（菊花）輕身潤澤，明目黑髭。”都提到菊花可令人不老，使皮膚潤澤，此外可明目烏鬚髮。宋代《太平聖惠方》的“延年不老餌菊花方”，用白菊花、白茯苓各 500 克，搗碎為末，每服 9 克，以溫酒調下，日 3 服，認為久服令人長生。元代宮廷方書《御藥院方》，用鮮菊花瓣，水熬透，去渣再熬濃汁，少兑蜂蜜收膏，每服 9~12 克，白開水沖服，用於治療脫髮，並令鬚髮由白返黑。現代經驗用鮮白菊花、冬蜜各適量，搗爛敷眼部，對消除眼部皺紋、減輕眼袋有幫助。現代藥理研究菊花確有抗衰老作用，可顯著降低老化代謝物質過氧化脂質的濃度，其提取物對氧自由基有很好的消除作用。

現代中醫臨床主要用菊花疏風清熱，平肝明目，清熱解毒。皮科常用治頭面部由風熱引起的紅斑性、炎症性皮膚病，如玫瑰痤瘡、頭面部濕疹、面部皮炎等，又用作頭面部的引經藥。因其清熱解毒的功效，菊花也常用於治療皮膚瘡癤。現代藥理研究發現其對某些細菌及常見皮膚致病性真菌有抑制作用，亦有抗病毒和抗炎作用。

菊花分黃菊花、白菊花、野菊花三種，外感風熱多用黃菊花，平肝明目多用白菊花，清熱解毒多用野菊花。

- 十月蘿蔔小人參

蘿蔔糕是香港的著名美食，以白蘿蔔為基本材料製作而成。蘿蔔糕大受歡迎，恐怕不僅是因為它的美味，還因為它的保健功效，民間素有"蘿蔔似人參"之說。從中醫來看，白蘿蔔生者味辛、甘，性涼，熟者味甘，性平，具有消積、化痰、下氣、散瘀、解毒、生津等功效。古代文獻對白蘿蔔的評論甚多，如《本草綱目》曰："主吞酸，化積滯，解酒毒，散瘀血，甚效。"《四聲本草》曰："凡人飲食過度，生嚼嚥之便消。研如泥，製麵作餺飥佳，飽食亦不發熱。"《隨息居飲食譜》曰："熟者下氣和中，補脾運食，生津液。"《滇南本草》曰："解香油毒，治麥面積；熟吃之，醒脾氣，化痰涎，解酒消食，利五臟而補中。"現代研究認為蘿蔔中的芥子油能促進胃腸蠕動，幫助消化，增進食慾；糖化酵素能分解食物中的澱粉、脂肪，利於吸收；木質素可使人體的衛士和清道夫巨噬細胞的活力提高 2~3 倍；殺菌素可抵抗細菌、真菌、流感病毒對人體的侵襲。

蘿蔔還是一種能減肥和美白皮膚的蔬菜,《食療本草》曰其"利五臟,輕身。根,服之令人白淨肌細。"《本草再新》曰:"白蘿蔔皮,能走皮膚,除寒涼,消積聚,行濕寬腸。"取生白蘿蔔,絞取汁,去渣,每日飲蘿蔔汁數杯,對褐斑、皮膚粗糙有療效,但白蘿蔔生者性涼,故脾胃虛寒者不宜生食。

4. 冬藏

冬季從立冬開始到立春前一天為止,是一年中氣候最寒冷的季節。自然界天寒地凍,陰氣盛極,陽氣潛伏;草木凋零,蟄蟲伏藏,以冬眠狀態養精蓄銳,為來春生機勃勃作好準備。〈素問・四氣調神大論〉曰:"冬三月,此謂閉藏,水冰地坼,無擾乎陽⋯⋯去寒就溫,無泄皮膚,使氣亟奪。"指出冬季自然界萬物閉藏,人體也陽氣潛伏,要注意保護陽氣,不去擾動它,還要注意防寒保暖,不能過勞汗出,開泄皮膚,使陽氣不能閉藏而外泄。《遵生八箋》引《保生心鑒》曰:"子月(即十一月),火氣潛伏閉藏,以養其本然之真,而為來春發生升動之本,此時若戕賊之,至春升之際,下無根本,陽氣輕浮,必有溫熱之病。"指出冬季陽氣潛藏,是為來春的新一輪升發做物質準備。

• 寒凝血瘀，皮膚失養

在五行中，冬屬水，其氣寒。寒氣有使萬物凝滯的特性，一如水之冷凝為冰，故中醫説"血得寒則凝"，即血液的流動因寒氣的影響而變得緩慢，容易發生血瘀。嚴寒之時口唇發烏，皮膚發暗，都是血瘀的表現，血瘀可使皮膚失卻血的濡養而乾燥。從現代醫學的角度看，低溫易使皮膚血管收縮，影響血流，導致皮膚營養差而乾燥。因此，冬季多數人都感到皮膚乾澀、發緊、皺皺，失去光澤和柔軟感，一如中醫聖典《黄帝內經》所説："寒則人氣在中，皮膚致，腠理閉，汗不出，肉堅澀。"在這個季節，原來的油性皮膚會偏於中性，中性皮膚會偏於乾性，乾性皮膚則更乾燥。

冬季皮膚乾燥機理與秋季稍有不同，秋冬季都有皮脂腺、汗腺的分泌減少之因，而秋季另有天氣乾燥的因素，乾燥的空氣會從外奪取皮膚的水分；冬季則另有寒凝血瘀的因素，皮膚失去體內血液的濡養而乾燥。所以冬季的皮膚保養除要滋陰增液外，還要注意溫運活血。以下介紹兩款食譜。

當歸燉羊肉：羊肉 500 克，當歸 30 克，生薑 30 克，桂枝 10 克，黄酒、葱、鹽等適量。將羊肉切成塊，焯去血水，與當歸、生薑、桂枝共入水中，加入黄酒、葱、鹽等調料，以大火燒沸 10 分鐘，改用溫火燉 2 小時，等羊肉爛熟為度，裝盤即可食用。本食譜溫裏散寒，活血化瘀，養血潤膚。羊肉味甘性溫，《本草綱目》謂其"暖中補虛，補中益氣，開胃健力，益腎氣，養膽明目，治虛勞寒冷、五勞七傷。"中醫藥膳常用羊肉溫補腎陽，是體質虛寒，手腳冰涼者的冬令佳品。生薑、葱、桂枝均味辛性溫，辛可散寒，溫可運血。當歸味甘辛性溫，溫運補血活血，潤澤肌膚，《本草綱目》謂其"潤腸胃、筋骨、皮膚"，中醫皮科常用於治療乾燥性皮膚病。黃酒有溫通血脈活血之效。不喜歡羊肉膻味的人，可加入山楂 10 克，既可祛除膻味，又增加活血之效；血脂高的人易血瘀，山楂還有祛脂的功效。羊肉去膻還有一法，即先將羊肉和白蘿蔔同入冷水中煮，滾開後將羊肉撈出即可除膻。

大部分濕疹患者對羊肉過敏，可服用**北芪紅棗瘦肉湯**：北芪24 克，紅棗 20 粒（去核），當歸 9 克，桂皮 2 克，瘦肉 180 克（切厚條，汆水）。將適量水煲滾，放入各料煲約 40 分鐘，以鹽調味。黃芪、紅棗均味甘性溫，補中益氣；桂皮味辛甘性大熱，助陽散寒，活血通經，《名醫別錄》曰其"堅筋骨，通血脈"，《本草乘雅半偈》曰其"養精神，和顏色……久服輕身不老，面生光華，媚好常如童子。"現代研究其可減輕過敏反應；當歸活血。

以上兩食譜為溫補，較適合虛寒較明顯的人。《黃帝內經》既告誡人們冬季不要擾動陽氣，要祛寒就溫，又提到"秋冬養陰"，這是因為陽從陰生，故冬季亦要藏精，使來春陽有化源。此外，冬季因陽斂於內，可使陰相對較弱，故要養陰，使陰陽平衡。但人的體質有偏熱偏寒之分，故應根據體質的實際情況來定溫補還是清補。偏陽虛的人要溫補，偏陰虛的人要清補，溫補可選以上兩款食譜，清補之品可選鴨肉、龜肉、兔肉、鱉肉、豬肉、鰻魚、木耳、銀耳、蜂蜜、梨、獼猴桃、甘蔗、柚子、白蘿蔔、西洋參、麥冬、百合等。總之，不論是溫補還是清補，總以達至人體陰陽平衡為要。

除飲食內調外，冬季還要注意從外對面部皮膚進行防寒保護。面部無衣物遮蓋，常暴露在寒冷中會導致角質層的肥厚和真皮層纖維的退化，使皮膚變得硬而厚，且易發生皺紋。此外寒冷刺激可使面頰發紅，這是因為血管充血或瘀血，如屢屢重複，會引起毛細血管擴張，在面部出現紅血絲，這種刺激對玫瑰痤瘡患者更是大忌。所以，冬季由溫暖的室內到寒冷的室外時，要塗上油性面霜保護。溫度至攝氏 13 度以下時必須使用油性化妝品，因為油脂是熱的不良導體，有防寒保溫的功能。此外，在特別寒冷的天氣下出外宜戴上口罩，對面部皮膚有很好的保護作用。

- **皮膚瘙癢，潤膚安神**

中老年人易患"皮膚瘙癢症"，中醫稱為"風瘙癢"，冬季易發生。這是一種以皮膚瘙癢為主要症狀的皮膚病，中老年人常泛發全身，並無原發皮疹，常因皮膚瘙癢而反覆搔抓，以致出現一道道抓痕，一道道血痂，甚者也可抓出濕疹樣皮疹，日久局部皮膚可有苔蘚樣變。冬季皮膚瘙癢症的原因主要是皮膚乾燥，治療和日常調攝除要注意養血滋陰潤膚外（參見"秋收"一節），還要注意安神以止癢，可以在養血滋陰中藥的基礎上，添加具有安神作用的中藥如蓮子心、百合、何首烏、酸棗仁、龍骨、牡蠣、珍珠母等。可選用養血滋陰安神的中藥加豬皮製成食療方，如選用何首烏、麥冬、玉竹各 30 克，新鮮豬皮 300 克，加水和適量鹽、蔥白。煮滾後用細火煨 1 個小時即可，放涼後成豬皮凍，每周使用 2~3 次。豬皮味甘性涼，有清熱養陰、潤膚抗皺之效，何首烏養血潤燥止癢；麥冬、玉竹滋陰潤燥。皮膚瘙癢症外治可採取澱粉浴、糠浴、礦泉浴或中藥浴，中藥浴可選用楮桃葉、苦參、白鮮皮、花椒、百部、蛇床子等中藥。

冬季皮膚瘙癢症的預防和調攝還要注意以下幾方面：①洗浴時不要過度搓擦皮膚，表皮角質層在被水浸泡後含水量增加，變得鬆散，用力搓擦易脫落，破壞皮膚的保水屏障，引起皮膚乾燥。洗浴後要適當塗抹一些潤膚乳液，形成人工保護膜，鎖住皮膚水分。②有人喜愛冬季穿保暖內衣，有些保暖內衣在兩層棉織物中間多夾一層蓬鬆的化學纖維用以保暖，而這種化纖成分易在人體產生靜電，會刺激皮膚，使皮膚水分減少，皮屑增多，引發瘙癢，故中老年人冬季最好穿普通天然織物內衣。

- **風寒相逼，手足皸裂**

中醫稱手足皸裂為皴裂瘡，多因外感風、燥、寒邪所致，冬季易發生。風燥相逼以致肌膚燥裂；或熱肌驟遇寒冷，則血脈凝滯，膚失濡養而發病。多發生在手足，尤其足跟、手掌等經常受壓、摩擦的部位，這些部位角質層較厚，冬季皮膚乾燥失去彈性，容易在摩擦、牽拉等外力作用下發生皸裂。初起皮膚乾燥、發緊、變硬，漸漸粗糙、肥厚，出現與皮紋一致、深淺長短不一的裂隙。輕者僅達表皮，皮膚乾燥有細微裂紋；重者裂隙可深入真皮及皮下組織，常引起出血和觸痛、灼痛。多數天暖後可自癒，天氣寒冷時再發。

本病內治和食膳調養可參考前述溫運活血，滋陰養血之法。外治輕者可用潤膚藥油，當歸 50 克，白芷 30 克，忍冬藤 15 克，甘草 15 克，黃蠟 35 克，麻油 300 毫升，前四味藥放入麻油內將藥炸枯，過濾去渣，然後放入黃蠟熔化，待冷即成，用時將藥油外塗患處，1 日 2 次。有明顯裂隙者可自製豬油松香膏，煉豬油加熱融化加入 10% 松香，待冷成膏，用時加熱塗擠於裂隙處，每日 2~3 次。

也可採用艾灸療法，先將皸裂的手或足在溫水中浸泡 20 分鐘左右，再用獾油塗抹在皸裂的皮膚上，然後點燃艾條，對準皸裂處移動薰烤，以感覺溫而不燙為宜。根據患處大小，每處薰烤 5~15 分鐘，每日 1 次，連續治療至裂口癒合。平素注意加強雙手的防護，少用鹼性大的肥皂洗手；冬季常用溫水浸泡手腳，擦乾後抹些護手油或防裂油。

冬季手足乾燥，但還未至於發展為皸裂瘡者，可自製"太平手膏方"，該方出自宋代《太平聖惠方》，栝蔞仁 60 克，杏仁 30 克，蜂蜜 200 克，前二味同研磨如膏，再調以蜂蜜，每晚臨臥前塗手，翌日晨洗淨，有嫩手悅白之效。

● 寒冷侵襲致凍瘡

冬季易發生凍瘡，尤其在潮濕的南方易發生，兒童、婦女、體弱者多見，常發生於肢體遠程和外露部位，如手、鼻尖、耳郭、面部、足部。凍瘡輕者局部腫脹、麻木、痛癢、青紫，甚者可起水皰、破潰糜爛。清代的《醫宗金鑒・外科心法要訣》曰：＂此證由觸犯嚴寒之氣，傷及皮肉着凍，以致氣血凝結，肌肉硬腫，僵木不知痛癢……若暴凍即着熱，或進暖屋，或用火烘湯泡，必致肉死損形，輕則潰爛，重則骨脫筋連。＂對本病的病因、病機、症狀做了清晰描述。凍瘡多由 0~10℃ 的低溫加潮濕條件造成，低溫使血管收縮，血流緩慢，影響細胞代謝，待返回常溫後，血管擴張、充血、滲出，或有毛細血管甚至小動脈小靜脈受損後發生血栓，然後引起局部組織壞死，導致前述症狀。

患凍瘡後輕者可用適量乾辣椒煎水浸泡或熱敷凍瘡部位，每天 1~2 次，每次 15~30 分鐘，或用白蘿蔔、茄子切片，用火烤熱後敷貼患處，反覆烘烤敷貼，每次 15 分鐘。平素氣血虛弱凍瘡較重者，要配合內服藥，可用黃芪 15 克，黨參 10 克，製附子 6 克，桂枝 9 克，乾薑 6 克，當歸 10 克，紅花 10 克，陳皮 9 克，水煎服，每天 1 劑。

凍瘡容易每年在原處復發，平素要進行耐寒鍛煉，如從夏季開始冷水洗臉、洗手、洗足，堅持到冬季，入冬前後可服用一些溫補的中藥，如當歸、桂枝、乾薑、黃芪、黨參、細辛等，也可食用前述的當歸燉羊肉。入冬後，在寒冷環境中靜止時間不宜過長，要適當運動，促進血液循環。

三、皮膚的食膳養生

1. 利於皮膚和頭髮的食物

中醫認為"藥食同源"，食物與藥物一樣具有性味和功效，因此各種食物若用之得當，不但可養生，還可預防和治療疾病。但食物的偏性較之藥物要小一些，故用以糾正疾病之偏的作用也弱一些，所以食物一般用於慢性病的調理，緩緩以圖之，而對較嚴重疾病僅起輔助治療的作用。以下介紹一些常見食物的性味和功效，以及對皮膚和頭髮的保健治療作用，日常生活中可以根據這些食物的性味功效自行搭配，製作可口的養生食膳。

生薑

生薑味辛，性溫，功效溫中散寒，降逆止嘔。《神農本草經》曰其"久服去臭氣，通神明。"《食療本草》曰："去胸中臭氣、狐臭。"《藥性論》曰："止嘔逆不下食。"從現代研究看，生薑具有抗氧化作用，故可抗衰老；生薑油具有抗炎、抗過敏作用；能擴張血管，促進血液循環；對多種細菌、致病癬菌有顯著抑制作用；有解熱、鎮痛、止嘔吐、降血脂作用；能抑制致癌物質亞硝胺合成，因而有防癌作用。故生薑可用於抗衰老，單用可治療黃褐斑、白癜風、脂溢性皮炎、脂溢性脫髮、斑禿、凍瘡、狐臭、過敏性皮膚病等，與其他中藥合用可治療疾病的範圍更廣。

● 駐顏：辛溫而行氣活血，補人體之陽氣。如《東坡養生集》的"薑乳蒸餅"，用生薑 500 克，麵粉適量，取生薑（不用子薑）搗碎，絞汁，盛入瓷盆中，澄去上層黃清液，取下層白而濃者，陰乾，刮其粉，名為"薑粉"。每日用薑粉適量與麵粉拌和成餅，蒸熟，空腹時吃一二餅，主治脾虛腎虧未老先衰，或壯年服用，老仍保持紅顏。

● 治黃褐斑、白癜風：辛溫促進氣血的流通。取生薑 50 克搗爛，加入白酒 500 毫升，加蓋密封數天，塗患處，也可用於治凍瘡。治白癜風可取鮮生薑切厚片，外擦患處。

● 治脂溢性脫髮和斑禿：辛溫，祛濕，促進氣血的流通和減少皮脂。用生薑 250 克搗爛取汁，棉球蘸薑汁反覆擦患處，至薑汁用完為止，每周 1 次。

● 治狐臭：味辛，散臭氣。《食療本草》的"生薑治狐臭方"，用鮮薑絞取汁，頻塗腋窩治狐臭。

● 保護胃部：生薑的溫性和止嘔的功效對胃有很好的保護作用。中醫認為胃喜溫惡寒，所以生薑能保護胃，胃好，對皮膚病就間接有治療作用。胃寒胃痛者，常飲薑水有助治療。

- **辛散疏風止癢**：可治療過敏性皮膚病，如蕁麻疹。煮魚時放一點生薑，既可調味，又可解魚腥毒，即可緩解魚的致敏作用，加入紫蘇味更美，且抗敏作用更強。若過食魚蝦後引起泄瀉，可用生薑和紫蘇各 20 克，加適量紅糖，水煎服。

注意事項：生薑性溫，陰虛內熱及實熱證忌食。久患痔瘡、癰腫者應慎用。生薑溫通血脈，易出血患者及月經量多者忌用。此外，腐爛的生薑會產生毒性很強的黃樟素，可傷肝並誘發肝癌和食管癌，故不能食用。

大蒜

大蒜味辛，性溫，功效解毒消腫，殺蟲。《隨息居飲食譜》曰其："外灸癰疽，行水止衄。制腥臊鱗介諸毒。"《醫學入門·本草》曰："治一切疥癬，丹毒。"現代研究大蒜汁對常見致病菌和多種致病真菌有抑制或殺滅作用，可殺滅流感病毒和皰疹病毒，是天然的植物廣譜抗生素；大蒜水溶性提取物對活性氧自由基有較強清除能力；大蒜油可降血脂、降血糖；有抗腫瘤和阻斷致癌物質亞硝胺合成的作用，實驗研究小鼠餵飼新鮮大蒜可完全抑制乳腺癌的發生；有保肝作用；可提高人體免疫力。故大蒜於皮科臨床可治療癰癤腫毒、疣、斑禿等。

- **治一切腫毒**：將大蒜搗爛，入麻油調和，貼腫處，或大蒜切片置腫處，以艾灸之，至局部紅暈為度。
- **治疣**：可切片置於疣贅上再用艾灸；或用蒜片塗擦疣體，

或搗泥敷於疣體上。

- **治手足癬和汗斑**：大蒜切片在患處反覆塗擦。
- **治斑禿**：用蒜泥敷於斑禿處或蒜汁塗擦，可促使頭髮生長。

注意事項：陰虛火旺、肝熱目疾均忌服生品，慎服熟品；育齡青年不宜多食，因其有明顯殺死精子的作用；外用對皮膚局部有強烈的刺激性，能引起灼熱、疼痛、發泡，故不可過久敷用。若嫌蒜味特異，可於食後嚼些茶葉。

白蘿蔔

白蘿蔔生者味辛、甘，性涼；熟者味甘，性平。功效補脾生津，順氣消食，通利二便，止咳化痰，行氣活血，清熱涼血，解毒，去斑。《食療本草》提及白蘿蔔"服之令人白淨肌細。"《本草綱目》曰其"主吞酸，化積滯，解酒毒，散瘀血，甚效。""生搗塗打撲、湯火傷。"《隨息居飲食譜》曰："熟者下氣和中，補脾運食，生津液。"《本草再新》曰："搜風滑痰，瀉火，涼血破血，止頭目痛。白蘿蔔皮，能走皮膚。"現代研究白蘿蔔具有促進消化，增強食慾，加快胃腸蠕動和止咳化痰的作用；能激發人體產生抗禦病毒與癌細胞的"干擾素"；所含木質素和辛辣物質，既有助於脂肪代謝，減少脂肪在皮下堆積而有減肥作用，又可提升巨噬細胞吞噬致病菌的能力，並能分解致癌的亞硝酸胺，減少發生癌腫機率。白蘿蔔於皮科臨床可用於改善皮膚粗糙，治療黃褐斑、瘡瘍、損傷瘀腫、燙傷、凍瘡等。

- 治黃褐斑：取生白蘿蔔絞取汁，每日飲蘿蔔汁數杯，數月始有效，亦可常炒吃。

- 治皮膚粗糙：天門冬切片水煎取汁，加火腿煮沸，加蘿蔔絲製成天門冬蘿蔔湯，常服可使皮膚細膩光滑。

- 外治瘡腫：鮮蘿蔔搗爛取汁，用生桐油適量調勻，敷患處。治臁瘡（瘀滯性皮炎）可將蘿蔔搗爛，去汁取渣，加豆腐渣適量，混合敷患處，包紮固定，每日換 1 次。

- 治燙傷：取生蘿蔔 100 克搗汁，每日三次用汁水塗患處。

- 治凍瘡：白蘿蔔打碎或切碎，用水煮，沸騰後一二十滾，不可太爛，亦不可太生，以所煮湯熏洗浸凍瘡，並將所煮蘿蔔在瘡上摩擦，每日洗 3 次。或白蘿蔔切片，烘熱，塗擦患處至發紅。

注意事項：脾胃虛寒，腸蠕動亢進，大便稀者不宜生食。其辛辣會刺激視神經，平日眼睛易充血、眼壓高的人忌生吃。

黃瓜

黃瓜味甘，性涼，功效清熱、解毒、利水、消斑。《本經逢原》曰其"清熱利水，善解火毒。"《滇南本草》曰其"解瘡癬毒，消煩渴。"現代研究黃瓜頭部的苦味成分是葫蘆苦素，在動物實驗中有抗腫瘤作用；鮮黃瓜中含有一種物質，可抑制糖類轉變為脂肪，具有減肥作用；鮮黃瓜中含有的黃瓜酶，可擴張皮膚毛細血管,促進血液循環,因而有潤膚美容效果。黃瓜於皮科臨床可潤澤皮膚,治療白癜風、面部黑斑、汗斑、痱子、跌打傷、水火燙傷等。

- **潤膚**:黃瓜磨成泥狀,用紗布濾去汁,加一點檸檬汁和麵粉於黃瓜汁內,攪成糊,塗於面部,20 分鐘後洗去。可改善皮膚粗糙。

- **治白癜風**:鮮黃瓜外搽或取黃瓜 200 克,洗淨取汁,加適量硼砂細末,待溶化後,外搽患處,日 2~3 次。

- **治面部黑斑**:取鮮黃瓜汁塗患處,10 分鐘後洗掉,日 1 次。

- **治汗斑**:黃瓜蘸硼砂拭之;或黃瓜一段去瓤,硼砂適量研末,納黃瓜內,取汁擦。

- **治痱子**:黃瓜 1 根,切作段子,擦痱子處。

- **治跌打傷、燙火傷**:取黃瓜入瓷瓶中,自爛為水(自然軟化為水),塗傷處,立時痛止,且不起泡;或農曆 7 月間取老黃瓜溫水洗淨,切碎,榨汁,紗布過濾,用藥棉蘸取黃瓜汁塗於傷面,輕傷立時止痛,重症數小時後疼痛亦可得以緩解。

注意事項:黃瓜不宜棄汁製餡食用,因黃瓜大部分營養成分在汁液中;不宜高熱煮後食用,生吃最適宜,但脾胃虛寒吐瀉及病後體弱者忌生食。

冬瓜

冬瓜味甘、淡，性微寒，功效解毒消腫，清熱化痰，生津，利尿。如《本草經集注》謂冬瓜"解毒，消渴，止煩悶。"《食療本草》曰其可"益氣耐老，去頭面熱。"《食療本草》提及冬瓜有減肥作用，曰："欲得體瘦輕健者，則可食之；若要肥，則勿食也。"《玉楸藥解》提到冬瓜可"洗頭面黯。"即可治療黃褐斑。現代研究冬瓜肉不含脂肪，且瓜肉內含有的內醇二酸，能抑制糖類轉化為脂肪；冬瓜的提取物有免疫促進作用。冬瓜於皮科臨床可用作治療黃褐斑、酒齇鼻、癰腫、蕁麻疹、痱子及減肥等。

• 治黃褐斑和美白：古代的"面黑令白方"，用冬瓜 1 個，去皮切片，用酒 300 毫升、水 200 毫升煮爛濾去滓，熬成膏，瓶收存好，每夜塗面。宮廷方書《御藥院方》的"冬瓜洗面藥"，治面蒼黑無色，方法是用冬瓜 1 個，去皮除滓熬膏，加入白蜜適量塗面，並用手按摩面部。古書介紹用冬瓜瓤洗面擦身，可"令人悅澤白皙"。冬瓜籽的美容作用更強，歷代古醫書都記載有冬瓜籽製丸內服或研粉製成面脂，可"令人好顏光澤"，"令人白淨如玉"等。

• 治酒齇鼻：去籽鮮冬瓜，取汁，外塗鼻患處，日數次。

• 治癰腫：取冬瓜截去頭，蓋瘡上，瓜爛後截去爛肉再蓋之。

• 治蕁麻疹和水腫：冬瓜皮水煮後當茶喝。若另加西瓜皮、赤小豆，治水腫效果更理想。

- **治痱子**：冬瓜切片搗爛後敷於患處，或切片按摩痱子。
- **減肥**：新鮮帶皮冬瓜 100 克，粳米 150 克，煮粥，每日早、晚空腹溫熱食服。或冬瓜皮每天 50 克，煎水當茶飲。

注意事項：脾胃虛寒者不宜過食。

苦瓜

苦瓜味苦，性寒，功效祛暑滌熱，解毒。《滇南本草》謂其"治丹火毒氣，療惡瘡結毒……清暑，益氣，止渴"。現代實驗研究苦瓜可提高小鼠的免疫功能；有廣譜抗菌作用和抗病毒作用；有降血糖作用；有抗腫瘤作用；近年從鮮苦瓜汁中提出一種活性成分，可抵抗小鼠精子的正常發育，所含苦瓜素對小鼠有墮胎作用；苦瓜素有顯著的抑制遲發性過敏反應的作用。苦瓜於皮科臨床可用於治療瘡癤腫毒、扁疣、過敏性皮炎等。

- **治扁平疣**：取鮮苦瓜，去籽，放入泡菜壜內浸泡 1 周，取出在菜油鍋內爆炒，作菜食用，每次 100 克，每日 3 次，食半月左右。
- **治瘡癤腫毒**：鮮苦瓜搗爛敷患處，適用於痤瘡、濕瘡、蟲咬皮炎、燙傷等各種瘡腫。
- **過敏性皮炎、痱子**：苦瓜取汁喝，或切片炒熟做菜餚常吃。或苦瓜切成段擦患處。

注意事項：脾胃虛寒易腹瀉者慎服。因提取物動物實驗有抗生育作用，故育齡青壯年不要過多食用。

絲瓜

絲瓜味甘，性涼，功效清熱化痰，涼血解毒，化瘀。如《本草綱目》謂其"去風化痰，涼血解毒……治癰疽瘡腫。"古人認為絲瓜還有抗衰老作用，如《滇南本草》謂其"補腎補精，或陰虛火動，又能滋陰降火。久服能烏鬚黑髮，延年益壽。"現代研究絲瓜含有一種較強的抗過敏活性物質；有抗某些病毒的作用。皮科臨床可用於治療癰疽瘡瘍、無名腫毒和美白皮膚。

• **治瘡毒膿皰**：嫩絲瓜搗爛，敷患處。此法也可用於面部皮膚防皺袪皺。

• **美白皮膚**：生絲瓜 100 克洗淨後絞取絲瓜汁，加適量蜂蜜，隔水加溫即可食用，分 2 次飲完，可常飲，亦可用於外塗面部，每天 1~2 次。外用也可用曬乾絲瓜 60 克，研細末，每晚用水調勻塗面，次晨用溫水洗掉。

注意事項：脾胃虛寒或腎陽虛弱易腹瀉者不宜多吃。

馬齒莧

馬齒莧為野菜，味酸，性寒，功效清熱解毒，涼血，除濕，烏髮，除疣。如《新修本草》謂其"主諸腫瘻疣目"，"用汁洗面瘡……塗之瘥。"《食療本草》認為該品可以"延年益壽，明目"；《開寶本草》謂之"利大小便……破癥結癰瘡，服之（鬚髮）長年不白。"《本草綱目》謂其"散血消腫，利腸滑胎。"現代研究馬齒莧有血管收縮作用；對多種細菌、真菌有抗菌作用；有降膽固醇作用;含豐富的維他命 A 樣物質,能促進上皮細胞功能的正常化及潰瘍的癒合。馬齒莧於皮科臨床可用於治療瘡瘍癤癧、丹毒、濕疹、蕁麻疹、腋臭、痤瘡、扁平疣、帶狀皰疹、手足癬等。

治各種瘡瘍及化膿性疾患:鮮馬齒莧 200~300 克,洗淨搗爛,加水煮沸,蘸藥液洗患處,每天 2~4 次。或鮮馬齒莧搗爛成泥,敷於患處,外用紗布固定,每日換 4~6 次。

• **治風熱濕瘡**:鮮馬齒莧 200 克,研爛,入青黛 30 克,再研,均塗瘡上,若乾再塗。

• **治扁平疣**:馬齒莧 60 克,紫草、敗醬草、大青葉各 15 克,每日 1 劑,水煎分 2 次服,連服 2 周為 1 個療程。

• **治蕁麻疹**:取馬齒莧鮮全草 200~300 克,加水約 1,500 毫升,煎沸濃縮至 1,000 毫升左右,取 100 毫升內服(小兒酌減),餘下藥液再加水適量煎沸後撈棄藥草,待湯液稍溫,即可用之頻頻擦洗患處,每日 2 次。

• **治帶狀皰疹**:鮮馬齒莧搗爛,加花生油調勻,塗敷患處,乾後再塗。

• **治手足癬**:鮮馬齒莧搗爛取汁,與等量米醋混合,外搽患處。

• **治耳腔生瘡**:馬齒莧 30 克,黃柏 15 克,打成粉末,每用時取少許納耳中。

注意事項:脾虛便溏者及孕婦慎服。

香蕉

味甘，性寒，功效清熱生津，涼血解毒，潤腸通便，滋潤肌膚。如《本草求原》曰其"止渴潤肺解酒，清脾滑腸。"現代研究成熟香蕉的果肉提取物和香蕉皮的提取物對真菌和細菌有抑制作用。香蕉於皮科臨床可治療皮膚皺紋、皮膚乾燥、皸裂、瘙癢，皮膚癬、疣等。

- **通便**：香蕉通便作用強，大便暢通對很多皮膚病的治療都有幫助。可於每晚睡前及起牀後各吃一隻。

- **潤膚防皺**：用紗布一層剪成面巾狀，留出眼、口、鼻孔，鋪面部，將鮮香蕉搗成糊狀，敷在紗布上，半小時後連紗布一併揭下。

- **涼血解毒**：新鮮的香蕉皮，在皮膚瘙癢處反覆摩擦，或用香蕉皮煎水洗澡，連續數日，可治療皮膚瘙癢、手足皸裂、癬、疣。各種癰癤瘡腫，可用未熟香蕉一隻，連皮搗爛敷患處。

注意事項：香蕉性寒，不宜空腹食用，兼有關節炎或肌肉疼痛患者不宜多吃，脾胃虛寒和泄瀉者禁食。香蕉含鉀多，在服用補鉀藥時不宜吃香蕉，以免引起高鉀血症。

紅棗

紅棗味甘，性溫，功效補脾胃，益氣生津，養血安神，駐顏。《神農本草經》曰其"安中養脾，平胃氣。久服輕身長年。"《吳普本草》曰其"益脾氣，令人好顏色。"《本草匯言》讚其"壯心神，助脾胃，養肝血，保肺氣，調營衛，生津之藥也。"現代研究紅棗有抗氧化作用，小鼠實驗證明其可明顯抗衰老；有催眠及增強睡眠作用；有抗過敏作用；可增強免疫力；有抗腫瘤作用，可抑制癌細胞的增殖。紅棗於皮科臨床可用於駐顏，治療皮膚萎黃、過敏性皮膚病、銀屑病等。

- **駐顏**：民間有"一日吃三棗，終生不顯老"之説。《聖濟總錄》記載"大棗粥"用大棗，粳米煮粥，可健脾胃、補氣血，延年益壽。

- **養血安神**：晚餐後吃 5、6 粒紅棗，有安眠作用。睡眠好則利於皮膚病的康復。另外，紅棗的安神作用可減輕皮膚病的瘙癢。

- **治過敏性紫癜**：紅棗健脾胃，可增強脾的統攝血液功能，故可用於非血小板減少性紫癜，生紅棗洗淨後內服，每日 3 次，每次 10 枚，直至紫癜全部消失，一般約需用到 500~1,000 克紅棗。

- **治銀屑病**：選用成熟曬乾的大棗 10 枚，外加中藥丹參片 3 片，空腹吃，每日 3 次。堅持服 40 天以上可見療效。

注意事項：因味甘甜，滋膩礙胃，凡胃酸、濕盛脘腹脹滿者慎服或禁服；食積、齲齒（即蛀牙）以及痰熱咳嗽均忌。

綠豆

味甘，性涼，功效清熱解毒，消暑利水，祛脂，明目，美顏養膚。《食療本草》曰其"補益，和五臟，安精神。""益氣力，潤皮肉。"《紹興本草》曰："解諸熱毒。"《日用本草》曰："除煩熱，消丹毒風疹。"《馮氏錦囊‧藥性》曰："解酒毒煩熱，並百藥毒及一切癰腫痘毒。"現代研究綠豆粉有顯著降脂作用，能防治動脈粥樣硬化；對葡萄球菌有抑制作用；有預防腫瘤作用；另有報道指綠豆具有抗過敏作用，可用於治療哮喘和蕁麻疹。綠豆於皮科臨床可用於美膚，治療丹毒、蕁麻疹、水腫、痱子、黃褐斑、痤瘡、瘡瘍癰腫、燙傷等。

- 治黃褐斑：綠豆 30 克，赤小豆 15 克，百合 15 克。將上三味洗淨同入鍋，加水 500 克，微火煮至 300 克，早晚分服。

- 治痤瘡：綠豆粉 100 克，加水熬成糊狀，每晚臨睡前外塗患處，次晨用溫水洗去。另外，可將綠豆煮成綠豆湯內服，有助痤瘡紅色丘疹和膿皰的消除。

- 潤膚：綠豆粉 6 克左右，加適量水和甘油調和，臨睡前塗於面部，翌日晨洗去。

- 治瘡癤腫毒：綠豆水磨取汁，塗於患部，乾即更換，一日 3 至 5 次。治燙傷，綠豆研末，調雞蛋清塗患處。頑固性癤瘡可用綠豆 100 克，鯉魚 1 條，煮熟後喝湯吃綠豆，連服 3~5 天。

- 治丹毒：綠豆粉用米醋調敷患處，也可用於治療癰癤。

- 治接觸性皮炎：綠豆 60 克，薏苡仁 30 克，煮爛後加白糖適量，連湯一次服完，每日 1 劑。另用生綠豆 60 克，用開水浸泡 12 小時，取出後搗爛成糊狀，外敷皮炎患處，每天數次。

• **治療"痱滋"**："痱滋"的醫學名稱為口腔潰瘍。可取雞蛋 1 隻，綠豆適量。先將雞蛋打入碗中調成糊狀，綠豆放入鍋內浸泡 10~20 分鐘再煮開，取煮沸的綠豆湯沖入雞蛋糊內飲用，每日早晚各 1 次，連服 3 天。

注意事項：脾胃虛寒滑泄者慎服。藥用不可去皮。

核桃仁

味甘，性溫，功效補腎益精，駐顏悅色，潤膚黑髮，潤腸通便。《食療本草》謂之能"通經脈，潤血脈，黑鬚髮。""常服，骨肉細膩光潤。"《本草拾遺》曰："食之令人肥健，潤膚黑髮。"《醫林纂要・藥性》曰其："補腎，潤命門，固精，潤大腸，通熱秘。"《開寶本草》曰其："散瘰鬁瘡。"現代研究核桃仁有抗衰老作用；可抗脂質過氧化，減輕脂肪肝；可降血脂；有抗癌作用。核桃的蛋白質含量達 20%，在果品中名列前茅，50 克核桃的營養價值相當於 500 克牛奶或 250 克雞蛋。故核桃仁可用於抗衰老，潤膚潤髮，治療脫髮、白髮、皮炎、濕瘡，瘡瘍、腸燥便秘等。

• **駐顏、潤膚**：核桃仁為美容佳品，常服可駐顏，肌膚細膩、光潤。也可加其他補腎中藥製成藥丸，如用核桃仁 60 克，蜂蜜 120 克，相合熬如稀餳後，加入補骨脂粉 150 克，製成藥丸如黃豆大，每次空腹服 30 丸。

• **烏髭髮**：常服頭髮烏黑亮澤，單服即可，亦可配黑芝麻，各 10 克，共搗碎後加白糖，用熱豆漿或開水沖服，每日 2 次，可烏髮潤髮，並潤膚美肌，潤腸通便。古代亦常外用以烏髮，如用核桃外面的青皮壓油用以塗髮。

- **治癰腫尚未成膿**：用核桃 10 粒，煨熟去殼，加槐花 30克，研末，搗勻，熱酒調服。
- **治皮炎、濕疹**：核桃仁搗碎，用鐵鍋炒焦，以完全焦黑出油為度，再研成糊狀外敷患處。
- **腸燥便秘**：單味嚼服即有效，亦可配中藥火麻仁、當歸、阿膠、肉蓯蓉以增強潤燥通便作用。

注意事項：痰火積熱、陰虛火旺以及大便溏泄者忌食；不可與濃茶同服。

芝麻

芝麻味甘，性平，功效補肝腎，益精血，潤腸燥，潤膚烏髮。《神農本草經》曰其："補五內，益氣力，長肌肉，填腦髓，久服輕身不老。"《食鑒本草》曰其："行風氣，通血脈，澤肌膚。"《玉楸藥解》曰其："（療）皮燥髮枯……一切瘡瘍，敗毒消腫，生肌長肉。殺蟲，生禿髮。"《本草新編》曰："凡黑鬚髭之藥，缺烏芝麻則不成功。"現代研究黑芝麻有延緩衰老作用；有降血糖作用；種子有致瀉作用。但小牛餵食過多的黑芝麻則發生濕疹、脫毛及瘙癢。黑芝麻於皮科臨床可用於駐顏，治療白髮脫髮，肌膚乾燥，癰瘡濕疹，白癜風，腸燥便秘等。

- **延年駐顏**：芝麻、白茯苓、生地黃、天門冬各 240 克，研成粉，每服 3 克，每日 2 次。

- **治白髮**：黑芝麻、鮮桑椹各 250 克，共搗碎，加蜂蜜適量調勻，每次服 6 克，每日 3 次，連服 3 個月。

- **治白癜風**：取黑芝麻 1,200 克，桃仁 250 克，生地黃 250 克，共研成細末，每次服 9 克，每日 2 次，用蜂蜜水送服。

- **治乳瘡腫痛**：用黑芝麻 200 克，炒焦，研細，以油調塗於患處。

- **治濕瘡**：用生芝麻搗碎敷之。

- **治皮膚燥澀**：桑葉（經霜者，即經霜凍之後的老桑葉，古文獻中常有強調使用經霜桑葉，去梗筋曬枯），炒熟的黑芝麻，等分為末，煉蜜製丸，日服 12~15 克，勿間斷。

注意事項：芝麻有黑白兩種，性能大致相同，但入藥多用黑芝麻。本品若作食療品使用時，研為細末為好。大便溏瀉者不宜服；黑芝麻可能引起過敏反應，皮膚敏感者要留意。

麻油

麻油味甘，性涼，功效解毒生肌，潤腸通便，潤膚白面。《名醫別錄》曰其："利大腸，生者摩瘡腫，生禿髮。"《備急千金要方・食治》曰其："去頭面遊風。"現代研究麻油含甘油、植物甾醇、芝麻素、維他命 E 等，含有 40% 左右的亞油酸、棕櫚酸等不飽和脂肪酸，容易被人體分解吸收和利用，以促進膽固醇的代謝，並有助消除動脈血管壁上的沉積物。皮科臨床用於治療紫癜、便秘、脫髮、乾燥性皮膚病等。

- 治血小板減少性紫癜：麻油 10 毫升，兒童減半，飯前服，每日 2~3 次，連服 15 日。

- 治便秘：麻油 10 毫升，白糖少許，開水沖服，早晚空腹各 1 次，能潤腸通便。

- 治脫髮：麻油、水各 50 克，攪勻，使麻油同水相勻，外敷患處，每日 1~2 次。

- 治乾燥性皮膚病：麻油自古即被用於做各種糊劑的基質，將中藥粉用麻油調成糊狀，敷於患處。

注意事項：脾虛泄瀉者忌服。

豬蹄

豬蹄味甘、鹹，性平，功效補氣血，潤肌膚，通乳汁，托瘡毒。《別錄》曰其："下乳汁。"《本草圖經》曰其："主行婦人乳脈，滑肌膚，去寒熱。"《日用本草》曰其："補中益氣，煮汁洗一切瘡疽。"《隨息居飲食譜》曰其："填腎精而健腰腳，滋胃液以滑皮膚，長肌肉可癒漏瘍；助血脈能充乳汁。較肉尤補。"常用於產後乳少，皮科臨床可治療面皺少華、癧疽瘡毒等。

- 治面生皺紋令人光淨：大豬蹄 1 隻，製備乾淨，水 800 毫升，鍋中煎成膠，以洗手面，又調和豆粉夜塗面，且以清水洗，面皮即繃緊光滑。

- 治諸癧疽：癧疽初起微赤時，母豬蹄 2 隻，通草 2 克，共煮作羹食之。

豬皮

豬膚味甘，性涼，功效清熱養陰，潤膚抗皺。《山東藥用動物》曰其："和血脈，潤肌膚。"現代研究發現由豬皮製取的新阿膠，有促進骨髓造血功能的作用；從豬皮提取的硫酸軟骨素是一種較理想的新型抗栓藥；由新鮮豬皮製取的膠原有明顯促進皮膚黏膜損傷的癒合作用；由豬皮提取的表皮抑素，對細胞分裂有顯著抑制作用，故可用於治療尋常型銀屑病，有效率達 77.27%。皮科臨床可用於防治皺紋，治療銀屑病等。

● **潤膚防皺**：豬皮 500 克，白蜜 200 毫升，米粉 100 毫升，先將豬皮水煎去滓，入後 2 味，熬香和勻，分 6 次服，每日 2 次。本食譜亦適用於銀屑病患者。

蜂蜜

蜂蜜味甘，性平，功效調補脾胃，緩急止痛，潤腸通便，潤膚生肌，止痛，解毒，駐顏悅色，烏鬚髮。《神農本草經》曰其："益氣補中，止痛解毒，除眾病，和百藥；久服強志，輕身，不饑，不老。"《醫學入門‧本草》曰其："久服益氣輕身，令人光澤。"成熟的蜂蜜不經任何處理，在室溫下放置數年都不會腐壞，表明其有防腐作用。現代研究發現蜂蜜對多種細菌有較強的抑制作用，對真菌也有顯著抑制作用；有緩瀉作用，對胃腸功能有調節作用，無論胃酸分泌過多或過少，可使其分泌正常化；低劑量降低血糖，高劑量則升高血糖；可增強免疫功能；有滋補強壯與促進組織再生作用，對各種延遲癒合的潰瘍有加速肉芽組織生長的作用；治療動物腫瘤有一定療效；能調節神經系統功能，改善患者睡眠，提高腦力和體力活動能力。皮科臨床用於潤膚美白，治療皮炎、瘡瘍癤腫、手足皸裂、便秘等。

- **潤膚生肌，防皺增白**：用蜂蜜調白茯苓塗面；或用雞蛋 5 隻，取蛋清，拌至起泡，加入蜂蜜一匙拌勻，塗於皮膚，乾後洗淨；或蜂蜜、甘油、糯米粉等份，加水 3 倍，拌成糊狀敷面 20 分鐘。

- **治療皮炎**：蜂蜜 100 毫升，加氧化鋅（在化工店可以買到)10 克，澱粉 20 克，製成軟膏外塗。治尿布皮炎，水清洗患處後，直接用蜂蜜塗搽患處。

- **治療癤腫、燒傷**：蜂蜜與生葱共搗爛為泥，外敷癤腫。治療燒傷用蜂蜜塗燒傷創面。

- **治手足皸裂**：豬油 30 克，加蜂蜜 70 克調勻外敷，如有感染，可外撒白及粉，同時用蜂蜜豬油膏塗。

- **治腸燥便秘**：可單用蜂蜜沖服，或與柏子仁、粳米共煮食用，若睡前飲蜂蜜水兼可治失眠。

注意事項：脘腹脹滿及大便稀溏者禁服。

食鹽

味鹹，性寒，功效涼血解毒，消腫軟堅，定痛止癢，固齒白牙，明目除疣，榮養鬚髮。《神農本草經疏證》曰："鹽之入口，能令人津液升。"《日華子本草》曰其："滋五味，長肉，補皮膚。"《本草綱目》曰其："解毒，涼血潤燥，定痛止癢。"《隨息居飲食譜》曰其："補腎，引火下行，潤燥祛風，清熱滲濕，明目"，"擦牙固齒，洗目去翳。"皮科臨床用於治療瘡瘍、脂溢性脫髮、皮膚瘙癢，美容可用於治療齲齒、牙齒黃黑、齒齦出血。

- 治脂溢性脫髮：取食鹽 15 克，溫水 1 盆溶化後洗頭，每周 1~2 次。

- 治甲溝炎：綠茶葉 1 克，生黑芝麻 1 克，細食鹽 0.2 克，加少許生理鹽水混合並搗爛如泥，敷於甲溝炎患處，每日換藥 1 次。

- 治手部粗糙：每日睡前雙手在熱水中浸泡 2 分鐘，取鹽一小把放於手掌，用雙手摩擦片刻，然後順序按摩手背、手指側，特別是角化過度的部位，最後雙手重疊，手指交叉，互相擦搓 5~6 次，清水洗淨。治皮膚瘙癢：用食鹽 100 克，米泔 1,000 毫升置鐵鍋內煮沸 5~10 分鐘搽洗患部，每日 2 次，每次 1~3 分鐘。

注意事項：咳嗽、口渴慎服，水腫者忌服。

醋

為用高粱、米、大麥、小米、玉米等或低度白酒為原料釀製而成的含有乙酸的液體。味酸、甘,性溫。功效活血散瘀、消腫軟堅、止血、解毒療瘡、除斑消痣,潤膚除皺,烏髮生髮。《食療本草》曰其:"消諸毒氣,殺邪毒。"《本草衍義》曰:"醋益血也。"《本草匯言》曰:"醋,解熱毒,消癰腫。"現代研究醋含乙酸,還含高級醇類,有殺蟲作用,抗菌、抗病毒作用;乙酸對多種致病細菌有很好的抑菌和殺菌作用。醋有清除自由基抗氧化作用,能減少過氧化脂質,因而可延緩皮膚老化、消除皺紋,小鼠實驗可見皮紋細膩;抗氧化可降低黑色素的生成而有淡化黑斑的作用;醋中含有醋酸、乳酸、氨基酸、甘油、糖份和一些鹽類,故對人的皮膚有柔和的刺激作用,能使血管擴張、營養供應充足,使皮膚豐潤飽滿。用食醋洗頭可以抑制頭屑、烏黑頭髮、防止脫髮。醋於皮科臨床用於癰腫瘡毒、痤瘡、雀斑,黃褐斑、疣、神經性皮炎、皮膚粗糙、脂溢性脫髮、白癜風、鵝掌風、灰指甲、腋臭、減肥等。

- **治黃褐斑、雀斑**:取醋、白朮各適量,將白朮放入醋內浸泡 5~7 天,取計,常外塗患處。

- **治痤瘡**:黃柏適量,研細末,用米醋調勻,外塗患處,每日 2~3 次,或用陳醋浸漬雞蛋 3 日,待殼軟後取蛋白塗面。

- **光澤皮膚**:用穀芽曬乾研末,加醋和為糊狀敷面。細嫩皮膚,用醋和甘油以 5:1 的比例混合,塗抹皮膚。

- **治白癜風**：於局部白斑處塗擦白醋，後用艾炷直接灸，每次灸數壯，至局部皮膚發紅為度，不留瘢痕。

- **治疣**：天南星研末，醋調塗。

- **治脂溢性脱髮**：取陳醋 120 毫升，加熱水 240 毫升，趁熱洗頭。

- **治腋臭**：醋和胡椒粉，塗於腋下。

- **治神經性皮炎**：生雞蛋 1 隻浸入食醋中，封閉 6 天後將雞蛋去殼拌勻，局部外塗。

- **治手癬、甲癬**：用塑膠袋裝醋，將手插入醋中泡一夜約 7~8 小時，連泡數夜。

- **減肥**：每日飲用米醋 15 克，長期服用。

2. 利於皮膚和頭髮的藥膳

藥膳是選用具有一定藥效的食物，或在食物中配以適當中藥而製成的膳食，通過日常飲食而達到防病健身的效果。目前各種藥膳食譜成百上千，新的食譜還在不斷產生。本節精選部分利於皮膚和頭髮保健防病的藥膳食譜，讀者可舉一反三，利用各種原材料自己設計製作藥膳。

（1）利於皮膚的藥膳

- **玉竹鍋塌豆腐**：豆腐 250 克，玉竹 30 克，葱、薑、蒜、食鹽、味精、蛋清、澱粉、油適量

豆腐切成約 1.5 厘米方塊，上漿掛糊備用；玉竹洗淨，浸泡 3~4 小時，水開後煮 15 分鐘，取汁備用。鍋燒熱後把豆腐炸成焦黃色撈出，瀝去油，鍋內留少許底油，加入調味品和豆腐同炒，然後放入藥汁，勾芡即可。佐餐食用。

玉竹微寒，滋陰生津；豆腐味甘，性涼，《隨息居飲食譜》曰：“豆腐清熱，潤燥，生津，解毒，補中”，故本品可滋陰潤燥，生津潤膚，適用於所有慢性乾燥性皮膚病，如慢性濕疹。另可用於駐顏潤膚，《神農本草經》提及玉竹“好顏色潤澤，輕身不老”，現代研究玉竹確有抗衰老作用。

- **山藥茯苓包子**：山藥粉 100 克，茯苓粉 100 克，麵粉 1,000 克，白糖 300 克，豬肉適量

山藥粉、茯苓粉放入碗內，加清水適量，浸泡成糊，上籠用武火蒸 30 分鐘後取出，再加麵粉 200 克，白糖、豬肉少許，調成餡備用。將餘下的麵粉加清水適量，揉成麵團，再加發麵揉勻，靜置 2~3 小時，至麵團發起後，放鹼揉勻分成若干小麵團，放進備用餡心，做成小包子。包子上籠，用武火蒸約 15~20 分鐘即成，每日 1 次，作早餐食用。

本品為一古代藥糕，具有健脾益氣養陰之效。適用於脾胃虛弱導致的各種皮膚病，如濕疹。

● **豬肉皮凍**：豬皮 150 克，黃瓜 250 克，香油、葱、薑、蒜、鹽、醋各適量

將豬皮洗淨、燉熟，涼後切成絲或丁，黃瓜洗淨切絲，同放盤內加佐料，拌均食用。

豬皮清熱養陰，護膚抗皺，黃瓜甘寒清熱生津。故本品可用於皮膚美容保健，潤膚防皺，也適用於陰虛血熱血燥治皮膚病，如慢性濕疹、銀屑病。

● **珍珠薏米丸子**：瘦豬肉 200 克，生薏米 150 克，鹽、蛋清、澱粉、白糖、油適量

將豬肉剁成餡，做成直徑 2 厘米大小的丸子備用，將薏米洗淨，備用的丸子用生薏米包裹，放在蒸鍋內蒸 10~15 分鐘，取出丸子，放調味品勾芡即可。佐餐食。

本品中薏苡仁健脾化濕，降脂輕身，可用於脾虛濕盛者，防治痤瘡、濕疹等皮膚病。

● **五白糕**：白扁豆 50 克，白蓮子 50 克，白茯苓 50 克，白菊花 50 克，白山藥 15 克，麵粉 100 克，白糖 100 克

白扁豆、茯苓、山藥、菊花磨成細粉與麵粉調勻，加水和麵或加鮮酵母令其發酵，發好後揉入白糖。上籠沸水蒸 30 分鐘至熟，出籠後切成塊狀。作主食用。

本品中白扁豆、白茯苓健脾除濕；白蓮子、白山藥健脾益腎；白菊花疏風清熱，共奏健脾益腎，疏風清熱之效，適用於脾腎虧虛，大便稀軟，易感冒而皮膚病反覆發作者。本品亦有祛斑

增白之效，菊花可減少黑色素的生成，長期服用面色白亮。

• **鹿茸酒**：鹿茸 15 克、山藥 50 克、白酒 500 毫升

用白酒將鹿茸和山藥浸泡 7 天即可。每服藥酒 20 毫升，一日 2 次。

本品溫補脾腎，延年駐顏。適用於脾腎陽虛的慢性皮膚病患者，表現怕凍、腰痛、泄瀉、早衰等。

• **銀花飲**：金銀花 30 克，山楂 10 克，蜂蜜 250 毫升

將金銀花，山楂放入鍋內，加清水適量，燒沸 3 分鐘，將藥汁倒入碗內，再加清水入鍋煎 3 分鐘。去藥渣，再將兩次煎出藥汁一起放入鍋內，燒沸後，加蜂蜜，拌均即成，可代茶飲。

金銀花清熱解毒，有廣譜抗菌作用，山楂活血化瘀，故本品適用皮膚瘡瘍，尤其適合痤瘡和脂溢性皮炎，因山楂有祛脂作用。

• **黃芪三皮飲**：冬瓜皮、茯苓皮、黃芪各 30 克，大棗 5 枚，白糖適量

將以上各味加水 500 毫升，煮成 300 毫升，去渣加白糖適量。分 2 次服，1 日服完。

本品健脾補氣，利濕消腫，可用於水濕滲出性皮膚病，如濕疹、蕁麻疹及水皰性皮疹。

• **沙參百合瘦肉湯**：北沙參 12 克，百合 10 克，南杏仁 6 克，豬瘦肉 100 克

共煲約 1 小時。飲湯吃肉。

沙參、百合、豬瘦肉滋陰潤燥，杏仁潤燥。本品適用於慢性

乾燥性皮膚病如慢性濕疹，也可作為保健潤膚之用。

- **桂圓燉瘦豬肉**：桂圓肉 20 克，枸杞子 20 克，瘦肉 50 克，生薑 3 片，米酒適量

各料一起放鍋內，加水適量燉服，每天 1 次。

本品補脾益腎，養血安神。其中桂圓肉甘溫，補氣血，安神，枸杞子補腎益精，適合身體虛弱、心煩失眠，皮膚瘙癢不易入睡之患者。

- **銀耳櫻桃粥**：水發銀耳、粳米各 50 克，罐頭櫻桃 30 克，桂花糖、冰糖適量

洗淨粳米煮粥，粥熟後，入冰糖溶化，加入銀耳煮 10 分鐘，再入櫻桃及桂花糖，煮沸後即成。分 2 次食用，每日 2 次。

銀耳甘平，滋陰生津，櫻桃甘溫益氣，且鐵的含量特別高，故本品具有補氣養血、滋陰潤膚的功效，適用於氣血虧虛，皮膚粗糙乾燥者，常食可使人皮膚嫩白光潤。

- **茅根赤豆粥**：鮮茅根 200 克（乾茅根 50 克），大米 200 克

先將茅根洗淨，煎煮半小時，撈去藥渣，再加淘淨的大米，煮成粥。分頓 1 日內食用。

本品為一古方，茅根清熱涼血，利水消腫，各種血熱性皮膚病表現紅斑、滲水均可食用。

- **海藻苡仁粥**：海藻 9 克，海帶 9 克，甜杏仁 9 克，薏苡仁 30 克

將海藻、甜杏仁、海帶加適量水煎煮，取汁液再與薏苡仁煮

粥食用。每日 1 次，3 周為 1 個療程。

本品中海藻、海帶軟堅散結，杏仁化痰散結，薏苡仁健脾袪濕，適合於輔治結節性痤瘡和其他結節性皮膚病。

（2）利於頭髮的藥膳

● **桑椹粥**：桑椹 20~30 克、糯米 100 克，冰糖少許

先將桑椹浸泡片刻，洗淨後與米同入砂鍋（忌用鐵鍋），粥熟加冰糖稍煮即成。可隨意經常食用，也可每天分兩次空腹食。

本品補肝滋腎，可輔治肝腎虧虛引起的鬚髮早白及脫髮。桑椹甘酸寒，補益肝腎，補血滋陰，是常用的烏鬚黑髮生髮中藥。

● **側柏葉赤豆粥**：側柏葉 10 克，赤小豆 30 克，鮮紫蘇葉 10 克，大米 100 克，鮮車前草 15 克，紅糖少許

先用水 800~1,000 毫升煮大米和赤小豆，煮至米、豆開花再入側柏葉、紫蘇葉、車前草，慢火煮至大米爛熟，去側柏葉和車前草分 2 次服用。可酌加紅糖調味。

本品清熱利濕，涼血生髮，適合頭皮紅、頭油多的脂溢性脫髮。側柏葉是古代常用治療脫髮的中藥，有涼血止血生髮之效，內服外用均可。紫蘇葉袪風止癢，車前草清熱利濕袪脂。

● **墨旱蓮山藥燉乳鴿**：墨旱蓮 3 克，山藥 30 克，乳鴿 300 克，香油 5 克，鹽少許

乳鴿宰殺去毛皮及內臟，洗淨，將墨旱蓮、山藥洗淨切片，與乳鴿共入燉鍋中，加適量水，隔水蒸 2 小時，加調料品即成。

分 2 次吃。

本品益腎滋陰，生髮烏髮，適合腎陰虛導致的白髮、脫髮。墨旱蓮滋補肝腎，涼血止血，是自古以來烏鬚黑髮的經典中藥；山藥補腎陰；鴿肉補腎益精。

• **山藥扒萵筍**：山藥 100 克，萵筍 400 克，醬油 10 克，植物油 15 克，料酒 5 克，高湯 100 毫升，鹽、澱粉少許

山藥去皮切片，萵筍去皮切條。鍋中放適量油燒熱，先入萵筍條稍炒，撈出控油，再將山藥過油炸熟。鍋中留底油燒熱，下高湯、料酒、醬油、鹽，放萵筍條、山藥，燒開後小火燒 2、3 分鐘，使湯汁收少，用少許澱粉勾芡即可。佐餐食用。

本品健脾益腎生髮，適合虛性脫髮。萵筍富含維他命 E，可促進細胞分裂，助毛髮生長。

• **黑豆首烏飲**：黑大豆 50 克，製何首烏 20 克，柏子仁 30 克，粟米 100 克，蜂蜜 20 克

將上料同入砂鍋，加足量水，浸泡 1 小時，待黑豆泡透，用大火煮沸，改用小火煮 1 小時，待黑豆酥爛，加蜂蜜拌勻即成。分 2 次服用。

本品補益肝腎，生髮固髮澤髮。香港人稱玉米為粟米，而本品中粟米不是玉米，是植物粟的種仁，味甘性涼，有健脾益腎，補氣滋陰清熱之效；黑大豆甘平，補腎滋陰，所含大豆黃酮有雌激素樣功效；何首烏補肝腎，益精血，烏鬚髮，是烏髮、生髮的名藥；柏子仁養血安神，潤膚澤髮，是古代常用的養髮澤髮中

藥。本品適於肝腎虧虛之脫髮，特別是雄激素源性脫髮，也適合日常頭髮的保養。

• **女貞子豬肝粥**：女貞子 12 克，柏子仁 12 克，豬肝 100 克，大米 100 克，桑椹 15 克，鹽少許

豬肝洗淨切薄片，用料酒醃製 10 分鐘；大米洗淨入鍋內，加適量清水燒開，加入桑椹、柏子仁、女貞子、豬肝片和鹽，小火煮成粥即可。分 2 次服用。

本品益腎滋陰，補血生髮，固髮澤髮。女貞子、桑椹補益肝腎，烏鬚黑髮；柏子仁養澤髮；豬肝補血生髮。本品適合於肝腎陰虛之白髮、脫髮，包括雄激素源性脫髮，也適合頭髮的日常保養之用。

• **茯苓側柏葉燒香菇**：水發香菇 250 克，側柏葉、茯苓各 10 克，植物油 10 克，鹽少許

香菇洗淨瀝水，起油鍋加香菇、茯苓、側柏葉翻炒，加入少許鹽調味。佐餐食用。

本品健脾清熱利濕。茯苓健脾利濕；側柏葉涼血；香菇健脾益氣。本品適合於脾虛濕蘊導致的頭油較多的脂溢性脫髮。

• **涼拌芝麻萵筍**：萵筍 200 克，生魚片 50 克，黑芝麻 50 克，香油 8 克，鹽少許

萵筍去皮洗淨切片，放入熱水中焯熟，排入盤中備用。魚片洗淨、焯熟、瀝水，放到萵筍上。黑芝麻炒香，與鹽、香油拌勻，加入魚片上即可。佐餐食用。

本品中黑芝麻甘平，補肝腎，益精血，烏髮潤髮；萵筍可助頭髮生長；魚片補氣血。本品適合日常頭髮保健。

● **涼拌核桃黑木耳**：黑木耳 150 克，核桃碎 50 克，青、紅辣椒 10 克，薑、蒜各 5 克，醋、醬油 10 克，香油 5 克，鹽少許

黑木耳洗淨撕小片，辣椒切絲，薑、蒜切末。將黑木耳和辣椒絲焯水，核桃碎用小火炒香。碗中放入黑木耳、辣椒絲、核桃碎，加入薑蒜末及其他調料拌勻即可。佐餐食用。

本品補腎活血，烏髮潤髮。核桃補腎益精，潤髮黑髮，是自古至今常用的美髮食物和中藥；黑木耳甘平，補腎活血。本品適合日常頭髮保健之用。

四、皮膚的經絡養生

　　經絡循行周身，內連臟腑，外絡體表肢節、頭面官竅，將人體構成一個整體。經絡又是人體氣血運行的通路。臟腑的病變可以反映到體表導致皮膚病，經絡自身的病變也可影響氣血的流通而影響到皮膚，故通過對經絡採用一些刺激方法如針灸、按摩，可以激發或調整經絡本身的功能，又可循經而入調節內裏的臟腑，達到預防和治療皮膚病的目的。

　　腧穴一般稱為穴位，是人體臟腑經絡之氣輸注於體表的部位，它分佈於各經脈循行線上，而經脈又各隸屬於一定的臟腑，這樣就使穴位——經絡——臟腑間相互聯繫而不可分割，故刺激經絡一般會選取穴位，以達到最佳治療效果。本節將介紹一些皮膚保健和皮膚病治療常用的穴位。本節所提"寸"為"同身寸"，即 1 寸的長短相當於其本人拇指關節處的寬度，3 寸相當於其本人手指併攏時食指至尾指中節的寬度。

1. 最有用的穴位

(1) 四肢的穴位

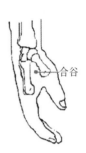

‧ **合谷**：在手背，第一、二掌骨間，第二掌骨的中點處。本穴具有通經活絡、清熱解表、鎮靜止痛之效，可治面部皺紋、痤瘡、玫瑰痤瘡、黃褐斑、上瞼下垂等各種發生於面部的皮膚病，及鵝掌風、手部濕疹等發生於手部的皮膚病。

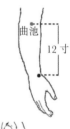

‧ **曲池**：屈肘時，在肘橫紋外側端。本穴具有調和氣血，祛風止癢，清熱利濕之效，可治各種皮膚病，是治療皮膚病的要穴。

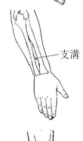

‧ **支溝**：在前臂背側，手腕背橫紋上 3 寸，尺骨與橈骨之間。本穴具有理氣通絡之效，可治帶狀皰疹、丹毒、濕疹、皮膚瘙癢症、癤等皮膚病，此外可以治療便秘。

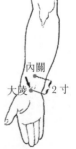

‧ **內關**：在前臂內側，手腕內橫紋上 2 寸的兩條肌腱之間。本穴具有寧心和胃、潤膚益顏之效，可治面紫暗或紅、凍瘡等皮膚病，此外可治療胃痛、失眠。

• **大陵**：在手腕內橫紋的中點處。本穴具有清心涼血之效，可治手皸裂、濕疹、天皰瘡等皮膚病證，此外可治失眠。

• **勞宮**：在手掌心第二、三掌骨之間偏於第三掌骨，握拳屈指時中指指尖處。本穴具有安神、清心止癢之效，可治凍瘡、手汗、手皸裂、手癬、天皰瘡等皮膚病證及口瘡。

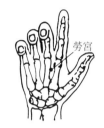

• **神門**：在手腕內橫紋小指側端，肌腱的小指側凹陷處。本穴具有寧心安神、清熱解毒之效，可治皮膚瘙癢症、疔瘡癤腫等皮膚病證，此外可治口瘡、心煩、失眠。

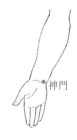

• **足三里**：在小腿前外側，外膝眼下3寸，距脛骨前緣一橫指（中指）。本穴具有健脾和胃、瘦身美顏之效，可治黃褐斑、脫髮、各種皮膚過敏性疾病、皮膚皺紋、皮膚水腫，此外可治腹瀉、便秘、消瘦、肥胖症等。本穴為保健要穴之一，能調節、改善機體免疫功能。

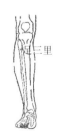

● **豐隆**：在小腿前外側，外踝尖上 8 寸，距脛骨前緣外二橫指(中指)。本穴具有利濕消腫、瘦身美顏之效，可治面部浮腫、濕疹滲出、肥胖症等，此外可治便秘。

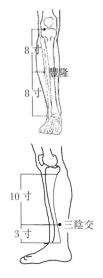

● **三陰交**：在小腿內側，足內踝尖上 3 寸，脛骨後方。本穴具有活血化瘀美顏之效，可治肝脾腎虛弱導致的皮膚病證，如黃褐斑、雀斑、脫髮、蕁麻疹、銀屑病，此外還可治失眠、胃痛、月經不調、水腫等。

● **血海**：在大腿內側，膝部髕骨底內側端上 2 寸肌肉隆起處。本穴具有活血化瘀、潤膚養髮之效，可治多種皮膚病如黃褐斑、痤瘡、瘙癢性皮膚病、濕疹、脫髮等，此外可治療與皮膚病有關之月經不調、貧血等。

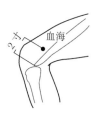

● **太沖**：在足背側，第一、二蹠骨間隙的後方凹陷中。本穴具有疏肝理氣、清肝明目之效，可治情志不暢而肝氣鬱滯導致的各種皮膚病證，如黃褐斑、濕疹、神經性皮炎、銀屑病、疣等，此外可治月經不調、頭痛、眩暈等。

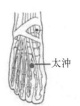

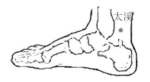

● **太溪**：在足內側，內踝後方，內踝尖與跟腱之間的凹陷處。本穴具有益腎強身之效，可治腎虛性皮膚病證如黃褐斑、面色黑、斑禿、皮膚瘙癢症、凍瘡等，此外也可治與皮膚病有關之水腫、月經不調等。

(2) 腹背的穴位

● **關元**：在下腹部，前正中線上，臍下 3 寸。本穴具有培元固本、增肌減肥之效，可治面色蒼白無華、蕁麻疹、皮膚瘙癢症、疔瘡癤腫、肥胖症、消瘦、早衰等病證，也可治月經不調、遺精、泄瀉等。本穴為保健要穴之一，多用灸法。

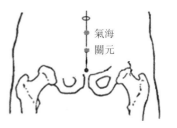

● **氣海**：在下腹部，前正中線上，臍下 1.5 寸。本穴具有升陽益氣澤膚之效，可治氣虛性蕁麻疹、濕疹、皮膚瘙癢症、面部浮腫、面色無華或萎黃、脫髮、肥胖症、早衰等，也可

治月經不調、體弱乏力、眩暈等。
本穴為保健要穴之一，多用灸法。

● **神闕**：在腹中部，臍中央。
本穴具有溫陽健脾潤膚之效，可治
慢性蕁麻疹、皮膚瘙癢、面色無華
或萎黃、消瘦、黃褐斑、乾燥綜合
徵、早衰等，也可治消化不良、慢
性腹瀉等。本穴為保健要穴之一，
多用艾條或艾炷隔鹽灸。

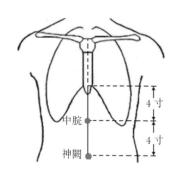

● **中脘**：在上腹部，前正中線
上，臍上4寸。本穴具有調理脾胃之
效，可治蕁麻疹、濕疹、肥胖症、
消瘦等，也可治急慢性胃腸疾患、
口臭等。本穴為保健穴之一。

● **大椎**：在後背正中線上，第
7頸椎棘突（低頭時頸後最高凸的
骨頭）下凹陷中。本穴具有清熱通
陽之效，可治痤瘡、黃褐斑、蕁麻
疹、濕疹、銀屑病、皮膚瘙癢症、

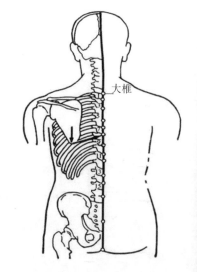

疔瘡癤腫、丹毒等病，此外也治
發熱性疾病。本穴有提高免疫功
能的作用。

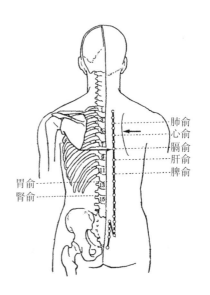

• **肺俞**：在背部，第 3 胸椎
棘突下旁開 1.5 寸，左右各一。
本穴具有益肺潤膚之效。可治皮
毛憔悴枯槁、皮膚乾燥、皮膚皸
裂、痤瘡、蕁麻疹、濕疹、皮膚
瘙癢症、酒渣鼻、黃褐斑等病
證。

• **心俞**：在背部，第 5 胸
椎棘突下，旁開 1.5 寸，左右各
一。本穴具有活血潤膚、養心安
神之效，可治面色晦暗、面色蒼
白、黃褐斑、痤瘡、皮膚瘙癢
症、蕁麻疹、癤腫等病證，也可
治失眠。

• **膈俞**：在背部，第 7 胸
椎棘突下，旁開 1.5 寸，約與肩

胛骨下端平齊,左右各一。本穴具有活血養血潤膚之效。可治皮膚粗糙、面色不華、毛髮枯黃、黃褐斑、神經性皮炎、蕁麻疹、痤瘡、酒渣鼻、皮膚瘙癢症、蛇串瘡、疣等病證。

• **肝俞**:在背部,第 9 胸椎棘突下,旁開 1.5 寸,左右各一。本穴具有疏肝養血,明目美甲之效,可治黃褐斑、蕁麻疹、多毛症、脫髮、爪甲軟而無華等病證。

• **脾俞**:在背部,第 11 胸椎棘突下,旁開 1.5 寸,左右各一。本穴具有健脾益氣祛濕之效,可治顏面浮腫、面色無華、面部皺紋、黃褐斑、皮膚瘙癢症、蕁麻疹、脂溢性脫髮、斑禿、肥胖症等病證。本穴有助於體力的恢復,為保健穴之一。

• **胃俞**:在背部,第 12 胸椎棘突下,旁開 1.5 寸,左右各一。本穴具有健胃之效,可治肥胖症、消瘦、面色不華等病證。

• **腎俞**:在腰部,第 2 腰椎棘突下,旁開 1.5 寸,左右各一。本穴具有補腎駐顏之效,可治腎虛型髮蛀脫髮、白髮、毛髮稀少、黃褐斑、痤瘡、雀斑、蕁麻疹、濕疹、皮膚瘙癢症、水腫等病證。本穴為保健穴之一。

(3) 頭面部穴位

• **迎香**：在鼻翼外緣中點旁，鼻唇溝中，左右各一。本穴具有祛風通絡、宣通鼻竅之效，可治酒渣鼻、痤瘡、脂溢性皮炎等病證。為鼻疾要穴。

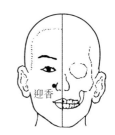

• **顴髎**：在面部，目外眥直下，顴骨下緣凹陷處，左右各一。本穴具有疏經活絡、美顏消皺之效，可治唇炎、黃褐斑、痤瘡、面部皺紋等病證。

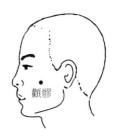

• **承泣**：在面部，瞳孔直下，眼球與眶下緣之間，左右各一。本穴具有疏經活絡，美目養顏之效，可治眼瞼浮腫、眼袋、黑眼圈、眼周皺紋、眼周濕疹等病證。

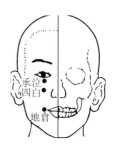

• **四白**：在面部，瞳孔直下，眶下孔凹陷處，左右各一。本穴具有養顏明目之效，可治黃褐斑、面部皺紋、眼瞼浮腫、眼袋、黑眼圈等病證。

● **地倉**：面部口角外側，平視時，瞳孔直下，左右各一。本穴具有消皺美顏，通經活絡之效，可治口周皺紋、口唇皸裂、口角糜爛、口周痤瘡、口周濕疹等病證。

● **風池**：在頸項部，枕骨之下，頸部兩條大筋旁的凹陷中，左右各一。本穴具有祛風通絡之效，可治脂溢性脫髮、斑禿、皮膚瘙癢症、蕁麻疹、神經性皮炎、痤瘡、單純性毛囊炎等及發生於頭面部的皮膚病。

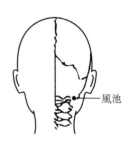
——風池

● **百會**：在頭頂，兩耳尖連線的中點處。本穴具有安神升陽之效，可治脂溢性脫髮、斑禿、白髮等病證，也可治失眠等。

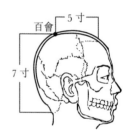
百會 ⌐—— 5寸
7寸

2. 如何刺激經絡和穴位

刺激經絡和穴位的方法很多，常用有針刺法，包括普通毫針和現代化的電針、磁針、鐳射針等，還有灸法、推拿按摩法、刮痧法等。有些操作要刺破肌膚如針刺法，需合資格的醫師才能做，但有些操作只在體表皮部進行，並不會傷害肌膚組織，一般民眾都可以做。以下介紹幾種簡單方便可自行操作的經穴刺激法。

(1) 類針刺法

● **鍉針法**：鍉針是一種針體粗大，針尖如黍粟，圓而微尖的針具，材質有鋼、硬木、骨質等，用於按壓經穴表面，因針頭鈍圓如黍粟，不會刺入皮膚。其治療原理是通過十二皮部與體內經絡的聯繫，起到疏導氣血的作用，臨床多用於一些虛證，將鍉針輕輕壓在經絡穴位上，待局部皮膚出現紅暈時起針，起針後局部稍壓揉；若為實證可將鍉針重壓在經絡穴位上，待出現酸脹感時即起針。

● **指壓法**：這種方法是以指代針，用手指在穴位處點按或揉按。一般用食指、中指，需要大力時用拇指。注意指甲要剪短，以免切傷皮膚。也可用如手指粗的其他替代物按壓穴位。其原理如鍉針療法，只是指壓法更為安全，但對穴位的刺激作用小一些。

(2) 灸法

以某些燃燒材料薰灼穴位的方法。施灸的材料以艾葉製成的艾絨為主，故稱"艾灸"。艾絨氣味芳香，易於燃燒，火力溫和，易竄透皮膚，能通行十二經。灸的熱力能溫經散寒，氣得溫則行，氣行則血行，而氣血疏通則可消腫止痛，故艾灸常用於寒證、氣滯血瘀證、寒濕凝結證，如皮膚的寒性、痰瘀凝結性瘡腫、結節。灸法具有扶陽培元的作用，而人體陽氣充沛則"衛外而為固"，病邪不易侵犯，故灸法也常用於保健強身。

● 艾絨可製成艾炷和艾條施灸。**艾炷灸**：將艾絨製成大小不等的圓錐形或圓柱形，小者如麥粒大，中等如半截棗核大，大者如半截橄欖大。每燃燒一個艾炷叫一壯。

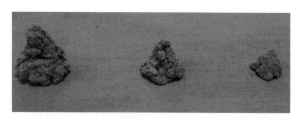

錐型艾炷

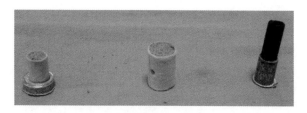

柱型艾炷

可將艾炷直接放在皮膚上施灸，一般用中、小艾炷，從上端點燃，當剩 2/5 左右，感到燙時，用鑷子將艾炷夾離皮膚，之後換炷再灸，一般灸 3~7 壯，灸至局部皮膚紅暈而不起泡為度。

也可在艾炷與皮膚之間隔墊某種物品施灸，常用的隔墊物有薑、蒜、鹽和附子片。隔薑灸有溫中散寒、通經活絡的作用；隔蒜灸有消腫化結，拔毒止痛的作用；隔附子灸有溫腎壯陽、消堅破結的作用。鮮薑或蒜切成薄片，附子用藥房購買的附子片即可，用針穿刺數孔，放在穴位或皮膚腫塊上，上置艾炷點燃施灸，一般灸 5~10 壯。隔鹽灸多用於臍窩部施灸，具有回陽、溫中散寒的作用，先將濕紙鋪於臍孔中，上用細食鹽填平，食鹽上蓋一鮮薑片，上置艾炷施灸。

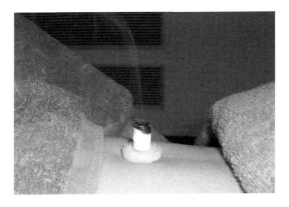

隔薑灸

● **艾條灸**：艾條由艾絨外裹細草紙做成，為長圓柱條。操作時可將艾條一端點燃，在距離施灸部位約 1 寸處固定不動進行薰灸，也可像鳥雀啄食一樣，將艾條一上一下活動施灸，或將艾條左右移動或反覆旋轉施灸。每穴約灸 5~7 分鐘，以局部有溫熱感，皮膚紅暈為度。注意要適時將艾條燃盡部分彈入鋼盤或磁盤中，以免灰燼掉下灼傷皮膚。

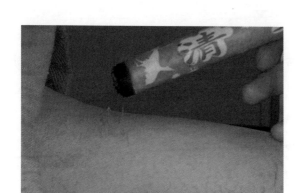

艾條灸

注意事項：若不慎灸後起小水泡，不須處理，會自行消退，但不要擦破；若出現大水泡時，可用消毒針穿破放水，然後局部塗黃藥水。

（3）拔罐法

拔罐法通過排氣造成罐內負壓，罐緣得以緊緊附着於皮膚表面，不僅刺激穴位，而且牽拉了神經、肌肉、血管以及皮下的腺體，可引起一系列神經內分泌反應，調節血管舒縮功能和血管的通透性，從而行氣活血、通經活絡，改善局部血液循環。

操作時可用鑷子夾 95% 的酒精棉球，以火點燃後在罐內繞1~3 圈再抽出，並迅速將罐扣在應拔的部位上。家庭也可用抽氣罐，將抽氣筒套在塑膠罐活塞上，將空氣抽出，使之吸拔在選定的部位上。

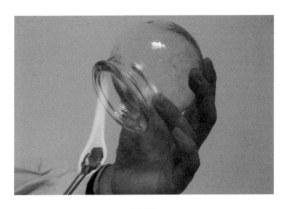

拔罐

　　一般留罐 10~15 分鐘，待拔罐部位的皮膚充血、成瘀血時，將罐取下。若罐大吸拔力強時，可適當縮短留罐的時間，以免皮膚起泡。起罐時先用一隻手拿住火罐，另一手拇指或食指在罐口旁邊按壓一下，使空氣進入罐內，即可將罐取下，切不可硬行上提或旋轉提拔火罐。

　　注意事項：拔罐要選擇肌肉豐滿的部位，骨骼凸凹不平、毛髮較多的部位不適宜；五官部位、心尖搏動處、大血管分佈部位、孕婦的腹部、腰骶部均禁止拔罐。拔罐後局部呈紅暈或紫紺色，為正常現象，2~3 天會自行消退。如果局部瘀血嚴重者，不宜在原部位再拔罐。

（4）刮痧法

　　刮痧是用刮痧板在人體表面穴位或特定部位進行反覆刮拭，使皮膚發紅、充血或出現痧點。

　　刮痧通過刺激十二皮部的細小絡脈，將治療信息傳入體內，達到調節臟腑陰陽氣血的目的。另外，刮拭皮膚可使腠理得以開通，利於邪氣的排出。現代醫學認為體內代謝產物若不能通過汗液、呼吸、二便排出體外，則會作為毒素在體內蓄積，導致人致病。代謝產物淤積可導致毛細血管的通透性紊亂，故刮拭時毛細血管易發生滲漏和破裂，含有病理產物的血液滲出則形成"痧"。出痧可以排出毒素，祛除淤滯，加強新陳代謝，從而促進人體的康復。完全健康的人，刮拭無"痧"出現；病情較輕，病程較短者，刮出之"痧"顏色鮮紅，部位表淺；病情重，病程長者，痧色暗紅或青紫，出痧部位較深。

　　刮痧器具可選用不同形狀的刮痧板，是用性涼且不導電、不傳熱的水牛角製成的。為減少刮痧時的阻力，避免皮膚擦傷和增強療效，要選用適當的介質，常用的有刮痧活血劑、植物油如芝麻油、菜籽油、豆油等，也可用冷開水、溫開水或白酒。

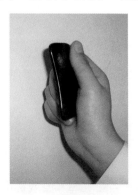

刮痧板

　　每個部位刮拭時間為 3~5 分鐘，每次刮拭部位不超過 5 處，反覆刮拭至出痧疹即可，但對一些不出痧或出痧較少的患者，不可強求出痧。面部刮痧刮至面部微微發紅發熱即可，不可刮出紫痧。

　　注意事項：餐後 30 分鐘內不宜刮痧，刮痧後 3 小時方可洗浴。凡刮痧出痧者，刮痧後可飲一杯淡糖鹽水或溫開水。刮痧後皮膚出現痧點，數天後可自行消失，無需特殊處理。

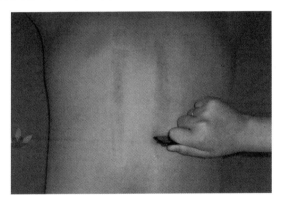

刮痧

3. 耳穴的妙用

　　耳穴不同於中醫經絡學說中的腧穴，是在耳郭上能反應機體生理功能和病理變化的部位，又稱反應點、壓痛點、反射點、敏感點、治療點。耳穴雖不包括在中醫的十二經脈系統內，但與經絡的關係密切，因為耳周、耳內有多條經脈通過，絡脈也散佈於耳部。當刺激耳穴時，治療信息會通過經絡傳到內臟，進而調整內臟的功能。從大量現代研究結果看，耳郭與臟腑有密切的聯繫，耳穴與各臟腑之間不但存在相關性，而且具有相對的特異性，故刺激耳穴可以調節臟腑功能。從西醫解剖學看，耳郭上分佈豐富的神經和血管，當刺激耳穴時，治療信息會通過神經和血液傳導到大腦，再由大腦發出命令調整身體內部相應的病變部位，達到治療目的。從全息生物學看，耳朵是全身的一個縮影。一位法國醫學博士提出，耳朵猶如一個在母親子宮中倒置的胎兒，耳郭各部分相當於人體的不同部位，當人身體內部有病變時，會在耳郭相應部位產生陽性反應點；反之，刺激陽性反應點，治療信息會傳導到相應病變部位，起到調整或治療作用。

（1）耳穴的分佈規律

耳穴在耳郭的排列像一個在子宮內倒置的胎兒，頭部朝下，臀部及下肢在上，胸腹部在中間。耳垂相當於頭面部；耳屏相當於頭和腦部；對耳輪相當於軀幹；對耳輪下腳相當於臀部，對耳輪上腳相當於下肢；耳舟相當於上肢；三角窩相當於盆腔、內生殖器；耳輪腳相當於膈肌；耳輪腳周圍相當於消化道；耳甲艇相當於腹腔；耳甲腔相當於胸腔。

(2) 常用耳穴的功效

耳穴的分佈可參見"耳穴分佈圖"，圖上的耳穴均為穴區，應用時需要在穴區尋找反應點，即壓痛點，也即治療點。以下介紹部分與皮膚病關係較密切的耳穴功效。

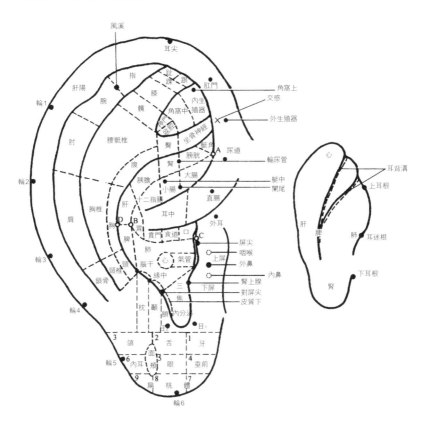

耳穴分佈圖

- **神門**：在三角窩內，上部中、外 1／3 交接處。有止痛、鎮靜、消炎之效。為止痛要穴，可安神，止癢及治療各種炎症性皮膚病。

- **皮質下**：在對耳屏內側面前下方。可調節大腦皮層功能，治療神經系統、消化系統和心血管系統的疾病。脾胃失和導致的各種皮膚病證均可選用。

- **內分泌**：在耳甲腔底部，屏間切跡內。具有調節內分泌功能，可抗風濕、抗感染、抗過敏，利濕消腫。可治療一切內分泌功能紊亂引起的皮膚病和感染性、過敏性、水濕性皮膚病，如黃褐斑、痤瘡、蕁麻疹、濕疹等，並可減肥。

- **腎上腺**：在耳屏游離緣下部尖端。可調節腎上腺功能，抗風濕、抗感染、抗過敏，調節血管收縮功能，可治療感染性、過敏性、出血性皮膚病，如毛囊炎、濕疹、蕁麻疹、過敏性紫癜等。

- **脾**：在耳甲腔的後下方。具有調節消化功能、運化水濕、止血之效，可治療一切因脾胃功能失調引起的皮膚病，如濕疹、慢性過敏性紫癜、痤瘡等。

- **胃**：在耳輪腳消失處周圍。有調節胃的作用，主治各種胃病，如胃痛、噁心嘔吐、噯氣等，脾胃功能失調引起的皮膚病如痤瘡，酒齄鼻等，亦治療失眠、口臭、肥胖症。

- **腎**：在對耳輪下腳下方的後部。為強壯保健穴，可補腎，治療各種腎虛性皮膚病證，如黃褐斑、脫髮、早衰等。

- **肝**：在耳甲艇的後下部。疏肝理氣，治療氣滯血瘀導致的皮膚病如黃褐斑、痤瘡、扁平疣、皮膚瘙癢、蕁麻疹等。

- **風溪**：在耳舟，耳輪結節前方。主要治療一切過敏性皮膚病，如蕁麻疹、濕疹。

- **面頰區**：耳垂中上部位靠外側。用於治療所有發生於面部的皮膚病如痤瘡、黃褐斑、扁平疣、濕疹等，也可用於面部皮膚保健美容，為美容要穴。

- **屏尖**：耳屏外側面上 1／2 隆起平面的中點。有消炎、退熱、抗過敏、鎮靜之效，可治療各種炎症性、過敏性皮膚病。

- **耳尖**：在耳輪頂端。有消炎、退熱、降壓、抗過敏、鎮靜之效。可治療一切感染性、過敏性、瘙癢性、疼痛性皮膚病，並可治療失眠、頭痛、頭暈。

（3）耳穴刺激方法

中醫對耳穴採取各種刺激方法，如毫針刺、埋針、割耳、刺血、壓耳豆等法。若自行刺激，可採取不傷皮膚的壓耳豆法和按摩法。

壓耳豆法可用中藥王不留行籽置於約 5 毫米方形膠布上，再貼壓於耳穴。每天不定時按壓耳豆，微感疼痛即可。每貼一次可保留 5 天，洗浴時不要擦耳郭，洗浴過後用棉球將耳腔內水液擦乾。每次貼壓一個耳即可，兩耳輪換。

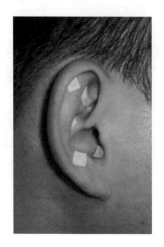

貼豆壓耳

　　按摩法常用於保健，食指側和拇指肚相對，從上到下，從內到外，將全耳郭反覆按摩約 3~5 分鐘，至耳郭發熱即可。因身體各部分在耳郭都有對應點，故按摩全耳相當於對全身包括內臟都進行了按摩，長期堅持有防病健身之效。

4. 足穴的妙用

　　人體各器官在足部都有固定的對應區，稱為足穴，刺激這些區域可達到調節相應臟腑器官的功能，使之保持和恢復平衡，從而預防和治療疾病，強身健體。

　　在人體的十四條經脈中有六條行經足部，並通過此六條經脈與其他經絡相連而溝通全身，對足部進行按摩可使氣血運行到人體各部。足部處於身體末梢，循環不良，一些代謝產物易在此處沉積，這些沉積物質又使末梢循環進一步惡化，通過按摩可以揉碎並驅散這些沉積物，使循環暢通，血液循環的暢通無疑對臟腑和皮膚的健康有益。現代研究發現人體各組織器官在其雙足都有相應的反射區，當組織器官功能失調或患病時，相應反射區會出現陽性反應如小硬塊，當按摩驅散這些硬塊或使陽性反應轉陰後，組織器官的功能或疾病就能被糾正。

　　按摩之前最好先行足浴，之後將按摩膏均勻塗於雙足。自我按摩時可用拇指尖端施壓或用拇指指腹按壓。施力開始應輕，然後逐漸加重到所需力度，切勿一開始即突然加重。按壓感覺疼痛的部位是身體發生問題的部位，可適當多按壓一些時間。

　　進餐後 1 小時內不能按摩，按摩後 30 分鐘才能進餐，按摩後半小時內應喝點溫水，不能喝茶、酒或其他飲料。

　　足部反射區的分佈特點如下：足尖部位為頭部反射區，足中上部位為胸部及上腹部反射區，足中下部位為下腹部反射區，足跟部為盆腔、臀部反射區。要注意的是，人體頸項以上組織器官在足部的反射區左右交叉分佈，即左側的大腦半球、頸項、眼、耳等反射區分佈於右足上，而右側頭頸部的同名反射區分佈在左足上。頸項以下組織器官的反射區不發生交叉分佈。絕大多數反射區的分佈雙足相同。僅有少數反射區只分佈於左足或右足上，如心、脾、降結腸、乙狀結腸及直腸、肛門反射區只分佈在左足上；而肝、膽囊、盲腸及闌尾、迴盲瓣及升結腸反射區只分佈

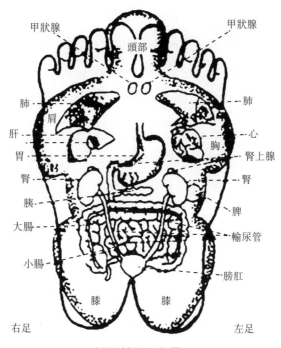

甲狀腺　　　　　　　　　　　　　　甲狀腺

頭部

肺　　　　　　　　　　　　　　　　肺

肝　　肩　　　　　　　　　　　　　　心

胃　　　　　　　　　　　　　胸　　　腎上腺

腎　　　　　　　　　　　　　　　　　腎

胰　　　　　　　　　　　　　　　　　脾

大腸　　　　　　　　　　　　　　　　輸尿管

小腸　　　　　　　　　　　　　　　　膀肛

　　　　膝　　　　膝

右足　　　　　　　　　　　　　　　　左足

足部反射區分佈圖

於右足上。多數反射區在同一足部只有一個位置，少數反射區在同一足部有兩個或兩個以上的位置，如眼、耳、生殖腺、肛門和直腸、肋骨、尾骨、髖關節、坐骨神經、扁桃體、額竇等反射區有多個位置。

常見皮膚病圖錄

以下相片的皮疹只作一般性參考，不同患者的實際皮疹各異，需以註冊中醫師或西醫檢查確診為實。

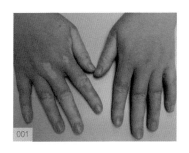

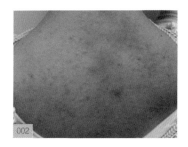

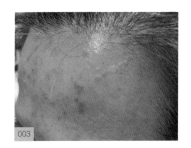

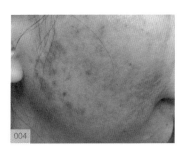

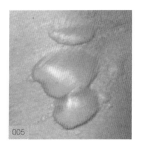

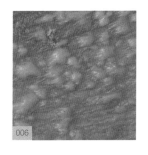

001 白癜風
002 痤瘡
003 扁平疣
004 黃褐斑
005 水皰
006 膿皰

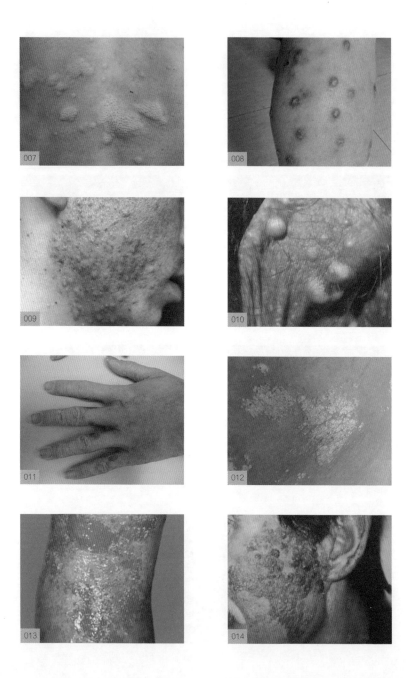

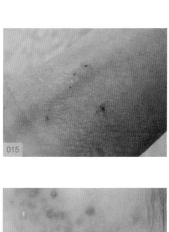

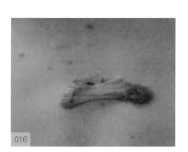

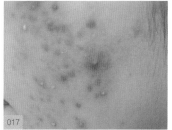

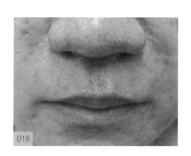

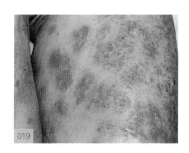

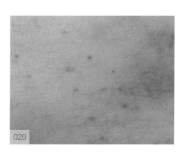

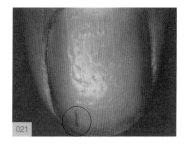

007 蕁麻疹
008 結節性癢疹
009 結節性痤瘡
010 囊腫
011 慢性濕疹
012 斑塊狀銀屑病
013 急性濕疹
014 痂

015 慢性濕疹苔蘚樣變
016 瘢痕疙瘩
017 痤瘡
018 玫瑰痤瘡
019 亞急性濕疹
020 點滴狀銀屑病
021 銀屑病頂針甲

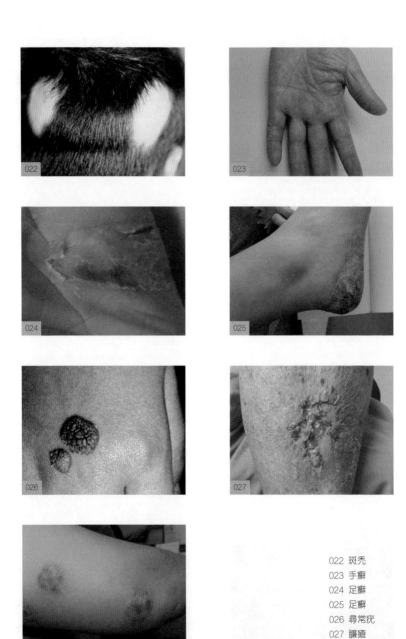

022 斑禿
023 手癬
024 足癬
025 足癬
026 尋常疣
027 臁瘡
028 銀幣狀濕疹

參考文獻

I. 文章參考

1.　石新榮、原方、史愛華：〈三棱針刺血療法治療鼻贅期酒渣鼻臨床觀察〉，《中醫學報》，2011 年 5 月 1 日第 5 期，頁 631。

2.　高啟發、陳向東：〈酒渣鼻治療進展〉，《中國美容醫學》， 2010 年 5 月第 19 卷第 5 期，頁 783。

3.　陳琳、曹宇、張虹亞等：〈幽門螺桿菌和酒渣鼻發病相關性研究進展〉，《中國中西醫結合皮膚性病學雜誌》，2011 年第 10 卷第 4 期，頁 263。

4.　商繼科、許淑珍、姜桂艷：〈1103 例健康人羣及面部皮膚疾病患者蠕形蟎調查分析〉，《實用皮膚病學雜誌》，2010 年 3 月第 3 卷第 1 期，頁 13。

5.　武斌：〈210 例慢性特發性蕁麻疹患者血清食物特異性 IgG 檢測的臨床意義〉，《中國實驗診斷學》，2012 年 10 月第 16 卷第 10 期，頁 1922。

6.　郭靜、艾儒棣、朱曉燕等：〈當歸飲子對複合型慢性蕁麻疹致敏小鼠模型細胞因數的影響〉，《南京中醫藥大學學報》，2013 年 3 月第 29 卷第 2 期，頁 159。

7.　龔靈、歐陽瑩：〈兒童感染性急性蕁麻疹 127 例臨床分析〉，《重慶醫科大學學報》，2013 年第 38 卷第 4 期，頁 438。

8.　王麗娟、楊一平、向遠彩等：〈銀屑病的研究進展及其與血紅素氧合酶 -1 的關係〉，《生物物理學報》，2012 年 12 月第 28 卷第 12 期，頁 937。

9.　介思、岳朝馳：〈針刺背俞穴結合局部貼棉灸治療進行期尋常型銀屑病 39 例臨床觀察〉，《中醫雜誌》，2011 年 4 月第 52 卷第 8 期，頁 670。

10.　李東海、齊慶、李勇：〈銀屑病與外風相關性探討〉，《中國中醫基礎醫學雜誌》， 2011 年 12 月第 17 卷第 12 期，頁 1321。

11.　姚樹蘭、朱紅、劉梅等：〈紅皮病型銀屑病 120 例臨床分析〉，《中國皮膚性病學雜誌》，2011 年 10 月第 25 卷第 10 期，頁 764。

12.　孫愛軍、王榮、賈正平：〈銀屑病的藥物治療〉，《第四軍醫大學學報》，2007 年、28（21）　頁 2014。

13.　孫占學、王京軍、張豐川等：當代名醫治療銀屑病臨床用藥經驗分析〉，《北京中醫藥大學學報（中醫臨床版）》，2011 年 1 月，18（1），頁 27。

14.　陳晉廣、姜昱：〈尋常型銀屑病患者幽門螺桿菌抗體的檢測〉，《中華醫院感染學雜誌》，2012 年第 22 卷第 17 期，頁 3748。

15. 陳維文、周冬梅、王萍等：〈尋常型銀屑病中醫診療方案的多中心臨床研究〉，
《中醫雜誌》，2012 年 9 月第 53 卷第 18 期，頁 1557。

16. 張愛珍、張強：〈電針五臟俞穴配合刺絡拔罐治療尋常型銀屑病臨床研究〉，
《新中醫》，2011 年 12 月第 43 卷第 12 期。

17. 張劍、鄧永瓊、葉田等：〈心理干預聯合消疕湯治療尋常型銀屑病 42 例療效
觀察〉，《新中醫》，2011 年 11 月第 43 卷第 11 期，頁 61。

18. 張春紅、杜錫賢、張春敏等：〈祛銀湯治療血熱證銀屑病臨床觀察及其對外周
血 OPN 和 VEGF 表達的影響〉，《中國皮膚性病學雜誌》，2011 年 3 月第 25
卷第 3 期，頁 228。

19. 張宇虹、郭在培、焦曉燕等：〈白芍總苷對輕、中度尋常型銀屑病患者血清
TGF-β1 的影響〉，《中國中西醫結合雜誌》，2012 年 7 月第 32 卷第 7 期，
頁 999。

20. 張力軍、楊雪琴、張高明：〈腹式呼吸治療銀屑病 30 例分析〉，《第四軍醫
大學學報》，2007，28（1），頁 48。

21. 高尚璞：〈薑黃素對小鼠角質形成細胞核轉錄因數 K B 及其抑制因數 I K B α
的影響〉，《中國皮膚性病學雜誌》，2011 年 6 月第 25 卷第 6 期，頁 419。

22. 趙京霞、王燕、底婷婷等：〈IL-23 /IL-17 軸在銀屑病免疫發病機制中的作用〉，
《基礎醫學與臨床》，2012 年 4 月第 32 卷第 4 期，頁 453。

23. 翟曉翔、唐志銘、陳向輝等：〈銀屑病患者食物不耐受 IgG 抗體檢測〉，《中
國皮膚性病學雜誌》，2011 年 11 月第 25 卷第 11 期，頁 855。

24. 劉濤峰、張虹亞、劉小平等：〈複方澤漆沖劑對不同證型尋常性銀屑病患者
IL-23/Th 17 細胞軸的影響〉，《中國皮膚性病學雜誌》，2012 年 5 月第 26 卷
第 5 期，頁 442。

25. 劉曉紅、趙荻、宋來濤等：〈中藥汽療聯合阿維 A 和複方甘草酸苷治療尋常
性銀屑病的療效觀察〉，《中國皮膚性病學雜誌》，2012 年 11 月第 26 卷第
11 期，頁 1035。

26. 盧傳堅、曾召、謝秀麗等：〈1979－2010 年尋常型銀屑病文獻證候分佈情況
分析〉，《中醫雜誌》，2012 年 6 月第 53 卷第 11 期，頁 959。

27. 魏瑾、劉梅、肖汀等：〈尋常型銀屑病誘發因素分析〉，*Chinese General
Practice*，2011 年 8 月第 14 卷第 8C 期，頁 2783。

28. 邵拓、但谷生、黃世平等：〈白癜風藥物治療的療效與病程的相關性〉，《中
國皮膚性病學雜誌》，2013 年 3 月第 27 卷第 3 期，頁 260。

29. 宋業強、陳會苓、唐志坤等：〈53 味治療白癜風中藥水提物對蘑菇酪氨酸
酶活性的影響〉，《中華中醫藥雜誌》，2011 年 11 月第 26 卷第 11 期，頁
2724。

30. 林茂、盧珊珊、張蘊穎等：〈芹黃素對過氧化氫所致黑素細胞凋亡的作用〉，《中國皮膚性病學雜誌》，2011 年 8 月第 25 卷第 8 期，頁 584。

31. 姚蕾、鍾淑霞、李珊山等：〈自體黑素細胞移植治療不同臨床類型白癜風患者的療效評價〉，《吉林大學學報（醫學版）》，第 38 卷第 6 期 2012 年 11 月，頁 1187。

32. 張悅、趙廣：〈影響黑素細胞代謝的相關因素研究進展〉，《中國皮膚性病學雜誌》，2011 年 7 月第 25 卷第 7 期，頁 564。

33. 程亞南、苗青、張江安等：〈白癜風 287 例臨床分析〉，《中國皮膚性病學雜誌》，2012 年 9 月第 26 卷第 9 期，頁 806。

34. 趙玉鳳：〈Th17 細胞在白癜風發病中的作用研究進展〉，*Chinese General Practice*，July 2012 Vol.15，No.7B，頁 2256。

35. 牟韻竹、李利、張正中等：〈女性黃褐斑 102 例臨床分析及血清性激素水準檢測〉，《中國皮膚性病學雜誌》，2010 年 3 月第 24 卷第 3 期，頁 229。

36. 吳小紅、王煜明、劉瓦利：〈女性黃褐斑 130 例臨床資料分析〉，《中國皮膚性病學雜誌》，2011 年 11 月第 25 卷第 11 期，頁 863。

37. 萬苗堅、趙廣、蔡瑞康等：〈黃褐斑患者皮損區微生態改變的探討〉，《臨床皮膚科雜誌》，1997 年第 2 期，頁 84。

38. 鄭彩慧、楊曉娜、李豔玲：〈桃紅四物合六味地黃湯加減治療黃褐斑〉，《中國實驗方劑學雜誌》，2012 年 1 月第 18 卷第 2 期，頁 222。

39. 廖維心、張曉燕、黃泳等：〈針灸治療黃褐斑的取穴規律探討〉，《針灸臨床雜誌》，2011 年第 27 卷第 6 期，頁 4。

40. 劉邦民、陶春蓉、艾儒棣：〈中藥治療黃褐斑作用機制研究進展〉，《四川中醫》，2008 年第 26 卷第 8 期，頁 44。

41. 韓長元、宋為民：〈黃褐斑的組織病理學研究進展〉，《中國中西醫結合皮膚性病學雜誌》，2008 年第 7 卷第 1 期，頁 64。

42. 應軍、倪慶純、楊威等：〈杭白菊、當歸、丹參提取液抑制黃褐斑形成及機制研究〉，《中草藥》，2011 年 5 月第 42 卷第 5 期，頁 958。

43. 吳燕瑜、魏躍鋼：〈斑禿中醫外治法概述〉，《中國中西醫結合皮膚性病學雜誌》，2011 年第 10 卷第 4 期，頁 260。

44. 陳旭娥、周稚、李紅梅等：〈複方甘草酸苷對斑禿患者 Th1/Th2 型細胞因數水準的影響〉，《中國皮膚性病學雜誌》，2012 年 1 月第 26 卷第 1 期，頁 93。

45. 張質鋼、任維維、楊克虎等：〈複方甘草酸苷治療斑禿的系統評價〉，《中國皮膚性病學雜誌》，2012 年 10 月第 26 卷第 10 期，頁 867。

46. 鄧列華、李垣君、胡雲峰：〈兒童斑禿與血微量元素的相關性研究〉，《解放軍醫學雜誌》，2011 年 1 月 1 日第 36 卷第 1 期，頁 91。

47. 趙衛紅：〈斑禿治療的研究進展〉，《河北聯合大學學報（醫學版）》，2012年 5 月第 14 卷第 3 期，頁 328。

48. 劉穎、翟春雷、張弘：〈70 例兒童斑禿的病因分析及防治措施〉，《中國婦幼保健》，2012 年第 27 卷，頁 2075。

49. 中國中西醫結合學會皮膚性病專業委員會中華醫學會皮膚性病學分會真菌學組：〈手癬和足癬的診療指南〉，《中國真菌學雜誌》，2012 年 4 月第 7 卷第 2 期，頁 109-110。

50. 王楷、張凌凌：〈石景山地區手癬患者發病情況及致病菌調查〉，《中國真菌學雜誌》，2012 年 10 月第 7 卷第 5 期，頁 297。

51. 周華、嚴鴻興：〈手足癬中醫藥治療研究進展〉，《中華中醫藥學刊》，2011年 10 月第 29 卷第 10 期，頁 2344。

52. 王雷、趙桂芝、楊濤等：〈再議"春夏養陽，秋冬養陰"及現實指導意義〉，《中國中醫基礎醫學雜誌》，2012 年 7 月第 18 卷第 7 期，頁 717。

53. 王燕平：〈順應四時陰陽的養生觀〉，《中國中醫基礎醫學雜誌》，2011 年12 月第 17 卷第 12 期，頁 1381。

54. 楊謙謙、孫芳玲、艾厚喜等：〈桃花化學成分的研究進展〉，《中國藥理學與毒理學雜誌》，2012 年 6 月第 26 卷第 3 期，頁 425。

55. 賈永森、吳范武、柳月娟等：〈從"慎起居"談睡眠與養生的關係〉，《中國中醫基礎醫學雜誌》，2011 年 8 月第 17 卷第 8 期，頁 918。

II. 書目參考

1. 王興華主編：《四時養生》（北京：人民衛生出版社，1999 年 12 月第 1 版）。

2. 朱學駿、顧有守、沈麗玉主編：《實用皮膚病性病治療學（第 2 版）》（北京：北京醫科大學、中國協和醫科大學聯合出版社，1998 年 2 月）。

3. 高濂：《四時調攝箋（遵生八箋之二）》（成都：巴蜀書社，1985 年 12 月等1 版）。

4. 陳照炎主編：《香港湯水全集》（香港：香港長城出版社，2006 年 3 月第 7 版）。

5. 陸德銘主編：《中醫外科學》（上海：上海科學技術出版，1999 年 6 月，第 1版第 3 次印刷）。

6. 夏翔、施杞主編：《中國食療大全》（上海：上海科學技術出版社，2011 年 8月）。

7. 梔子主編：《脫髮食療與用藥》（北京：化學工業出版社，2009 年 6 月）。

8. 黃霏莉主編：《中醫美容基本操作技術圖解》（北京：人民衛生出版社，2007年）。

9. 黃霏莉、閆世翔主編：《實用美容中藥學》（瀋陽：遼寧科學技術出版社，2001 年）。

10. 黃霏莉、佘靖主編：《中醫美容學 第 3 版》（北京：人民衛生出版社，2011 年 9 月，第 3 版第 9 次印刷）。

11. 劉輔仁主編：《實用皮膚科學》（北京：人民衛生出版社，1996 年 12 月，第 2 版）。

12. 劉巧主編：《手足癬中西醫特色治療》（北京：人民軍醫出版社，2011 年 5 月，第 1 版）。